香港健康場所計畫

群體健康的持續發展

The Healthy Settings Approach in Hong Kong

Sustainable Development
for Population Health

台灣健康城市聯盟、秀威資訊　出版策劃

李大拔 Albert Lee 編著

這本書獻給

我親愛的妻子Emma，
在人生的旅程中，她永遠堅定地支持著我，

也獻給我親愛的兒子Alpha，
他總是為整個家庭帶來歡笑，並以他的智慧為我帶來了啟發

中文版序──健康城市的持續發展

台灣健康城市聯盟

香港中文大學李大拔教授 Prof Albert Lee 是著名的國際健康城市學者，長期擔任世界衛生組織西太平洋總部國際健康城市聯盟（AFHC）執行委員，多次前來台灣，給予台灣各縣市健康城市專業技術指導，是大家的好老師，也是好朋友。

現在，他出版這一本《香港健康場所計畫：群體健康的持續發展》（*The Healthy Settings Approach in Hong Kong: Sustainable Development for Population Health*）專書，原書是英文版，記載香港各種場域，推動健康促進的經驗，他同意我們中文版的出版，絕對是我們推動健康城市重要的學習材料。

李大拔教授特別指出：大多數民眾認為健康受到個人生活方式的影響，每個人應該為自己的健康負責。但其實個人的健康，與諸多複雜的環境與經濟因素相互影響，這些決定因素不只是醫療保健的問題，更是整個社會架構、公共治理的問題。

在經歷過這次COVID-19全球疫情後，民眾應能明白，非衛生部門對於個人健康的影響是多麼重要。整個社會的健康，有賴於個人、家庭、學校、社區以及職場等每個場所的健康計畫是否完善。

本書的「健康場所計畫」提供了一個全面性的社會架構，民眾因此得以在日常生活的脈絡之下，參與健康活動。除了基層醫療保健系統外，更強調連結各種場所，整合各個部門，為各個社會階層爭取資助，以改善各種健康危險因子。他更強調深化「健康權」，期望在力所能及的範圍中，讓全民享有最高程度的健康，減少健康不公平。

民眾總以為經濟成長，成為已開發國家後，健康條件就會獲得改善，但其實應該以改善群體健康為基礎，經濟發展才有更妥善的後盾得以支持。健康場所計畫為促進全民健康與建立社會資本，提供了確實可行的範例。這都是台灣健康城市聯盟持續推動的重要工作，健康城市是一項持續性、周全性的工作，需要公私協力、跨領域合作，並且在各項場域實踐，以維護健康權。李大拔教授這一本專書，正是台灣可以學習參考的材料，是以樂為推廣。

健康場所系列總序

　　透過弗萊登（Thomas Frieden）於2015年所提出的公共健康金字塔，探討健康場所在個人整體健康所扮演的角色，是再合適不過了。金字塔各層級皆強調了可採取的特定介入策略，以促進個人或社區的健康。金字塔最底層的介入策略著重於改變社會經濟因素，如收入、教育、住房、社會融合、種族等。這也包含了促進公共健康的工作（例如透過保險覆蓋率縮減貧窮、預防青少年懷孕以降低永久性貧窮機率），以及強化健康服務（例如建立優良的基層醫療保健系統，提供容易獲取的預防性衛生保健與健康促進服務，以加強自我管理與自我照護）。然而，若要採用有效的介入策略，並透過社會經濟層面促進個人健康，那麼僅靠衛生部門採取行動是不夠。公共健康金字塔第二層為介入，透過介入手段改變環境，使健康的選擇成為「預設」的決定（例如提升健康素養、創造促進健康生活的環境、推動公共健康保健政策等）。第三層是長期的預防性介入（例如透過衛生保健系統定時實施疫苗接種）。第四層是臨床介入，採取長期的每日照護（例如糖尿病控制與照護措施）。最上層則涵蓋個人化的一對一諮詢和教育。雖然每一層的介入策略都有其重要性，但整體而言，靠近金字塔底層的策略能促進更多人的健康，所需的單位成本也較低。

　　現今的世界日新月異，而我們對健康的認知，也應不斷改變、持續進步。未來，健康金字塔必須用於處理複雜的公共健康問題，包含社會、經濟、政治、生物、遺傳、環境等層面。若要開始實施並推廣這些改變，跨部門合作、社區參與、創意革新、場所導向計畫便是十分重要的工具。本系列所倡導的「健康場所計畫」強調改變場所以改善個人、社區與全球健康，著重於民眾身處的環境，也就是居住、工作、學習、互動的場所，並點出可能解決健康問題的方法。

　　本計畫調查各式不同場所，在所有階段都能根據各階層群的健康需求，取得平衡、均等的發展。健康場所計畫提供了完整的總體框架，方便民眾瞭解公共健康議題，也讓我們得以一次追求政策、環境、社會、行為與生物醫學等面向的介入策略。

許多人都曾倡導健康、永續的場所之於個人與社區健康的重要性。舉例而言，Marmot和Bell（2012）提出「比例普遍主義」，強調整體社會必須實際行動，注重決定健康成效的社會因素。他們所提的行動包括六大領域：一、讓每個孩子擁有最棒的人生起跑點；二、將每個孩子、年輕人和成人的能力最大化，以掌握自己的人生；三、為民眾創造公平就業與良好工作的環境；四、保障民眾健康生活的標準；五、打造並發展健康、永續的場所和社區；六、強調疾病預防的地位，增加其影響力。因此，實施任何政策皆應考量健康金字塔底層民眾和金字塔整體情況，確保政策對於金字塔底層的幫助更大。透過健康場所計畫，政策能夠更方便地依循此方向發展，在種種場所推廣健康衛生，包括學校、自治區、村落、職場，以及基層醫療保健場所等。

為滿足不同場所的需求，並加強健康場所計畫的詮釋和應用，我和業界同仁策劃了一系列的書籍，其中取用了最新的研究和我們自身的經驗。本系列探討的議題包含：

- 健康場所理論與實踐

- 健康促進學校與學校改進

- 健康城市、社會融合與社會連結

- 健康促進職場與全面品質管理

- 透過基層醫療保健促進健康

- 健康促進政策

我們希望本系列能夠建立健康場所的概念，並將健康場所計畫傳播至香港乃至全球的各式環境，在日常活動中實行。這本論文集讓我們進一步朝向「全體健康」的理想邁進，幫助我們達成聯合國2030持續發展目標（聯合國，2015），也協助促進社會民眾的健康與福祉。

李大拔（Albert Lee）

健康場所系列總編輯

參考資料

Frieden, T. R. (2015). "The future of public health". *New England Journal of Medicine*, Vol. 373, No. 18, pp. 1748-1754.

Marmot, M. and Bell, R. (2012). "Fair society, healthy lives". *Public health,* Vol. 126, Supp.1, pp. S4-S10.

United Nations [UN]. (2015). *Transforming our world:The 2030 Agenda for Sustainable Development* [online].Available at: https://sustainabledevelopment.un.org/post2015/transformingourworld/publication

推薦序

　　恭喜李大拔教授 Prof Albert Lee出版新書：《香港健康場所計畫：群體健康的持續發展》。很榮幸能夠受邀撰寫推薦序。我和李大拔教授曾於2006年擔任世界衛生組織（WHO）神戶衛生發展中心的顧問，針對城市環境知識網絡事務，給予健康社會決定因素委員會相關建議。我們的專題論文「以有效基層醫療保健系統與健康場所計畫促進健康並建立人類資本」強調這項計畫的轉變，從專注於特定健康行為的改變，轉而更加強調創造支持健康與幸福的環境。重點不再是風險因素與人口族群，而是整個組織的改變。組織性的變革能夠保障系統永續。我們在報告中提及一種模式，闡述全面整合式基層醫療保健與健康場所如何橫跨不同階層及促進階層互動，表現出三種介入（個人、家庭、同儕）之間的內部連結。這本書為健康促進與建立人類資本，提供了新的範例。由於COVID-19新冠疫情，我們不得不重新思考健康保障與促進的重要性，並再度重視強力的社區行動。因此，在不同場所之間建立緊密的合作關係，便顯得愈發重要。

　　我也和李大拔教授合作過其他項目，如2013-2016年間，由美國醫學研究院（現更名美國國家醫學院）舉辦的投資全球年輕兒童論壇（iYCG）。2015年，iYCG舉行「運用現有平台進行兒童投資的整合與協作」工作坊。這個工作坊的主要目的為定義、分辨如學校等平台和場所，以擴大協作的規模。在我的基本政策演講中，我分享了智利國家計畫「智利與您一起成長」的經驗。該計畫鎖定0至4歲的孩童（目前規劃延伸至8週歲），著重兒童與社會照護，且重視這項跨部門公共政策的經驗過程。這些研究以兩大元素作為依據：第一，善用可用資源，包括含有良好基層醫療保健的健康體系；第二，與家庭醫生及其他健康衛生專家合作。我們遵循總體、實證、生命歷程方法。

　　出版更多健康場所相關書籍十分重要，關於該計畫如何整合不同部門、如何強化部門協作的刊物更是如此。全球疫情和其他危機當前，我們更應面對持續發展目標帶來的挑戰，以邁向更光明、更永續的未來。

　　恭喜李大拔教授和其他文章作者，多虧了他們的努力，才能夠確實執行健康場所計畫。本書為醫生和決策者提供了良好教材，相信本書能對健康場所領域的書籍出版有所貢獻，促進此領域的文字相關作業，並提供相關資訊，協助強化現有的政策和實踐。

Dra Helia Molina Milan

前任衛生部長

智利聖地牙哥大學醫學科學院院長

推薦序

　　很高興能夠替這本書，也就是李大拔教授 Prof Albert Lee的《香港健康場所計畫：群體健康的持續發展》撰寫推薦序。我和李教授是西太平洋地區健康城市發展的開拓者，自1990年代早期便已涉足該領域。我們和許多同仁共同努力，而我們的成就在2003年達到最高峰。我們在馬尼拉的世界衛生組織（WHO）諮詢會議中，成立了健康城市聯盟（AFHC）。2004年，第一次AFHC全球會議於馬來西亞古晉舉行，而李大拔教授獲邀擔任大會發言人。他描述了健康城市評估概要，並介紹SPIRIT框架，可於訪查各大城市時使用，作為頒發AFHC健康城市獎項的依據。SPIRIT框架將於第二章和第三章詳細說明。該章節也提到涵蓋輸入、過程、影響的評估框架，可用於衡量健康城市的成功。

　　2001年，李大拔教授成功成立「香港健康學校獎」，更進一步執行健康場所計畫以促進群體健康，躋身本計畫的領頭專家行列。我們也曾於2006年擔任WHO的暫委顧問，在神戶衛生發展中心針對城市環境知識網路事務，給予健康社會決定因素委員會相關建議。我們寫了一篇專題論文《以有效基層醫療保健系統與健康場所計畫促進健康並建立人類資本》。我們在論文中推薦一種介入策略，包括推廣全面性的基層醫療保健系統、為促進健康而連結各式場所，以及整合健康部門內外部團體和利害關係人的力量。透過這種策略，基層醫療保健團隊的各個要素，便能夠與個人、家庭及不同場所緊密合作。有時，最需要基本醫療保健服務的人口族群，反而無法滿足需求。當基層醫療保健和健康場所密切整合，定能大大幫助解決問題。這套模式能讓較弱勢的群體，更容易取得基本醫療保健服務。經歷了COVID-19新冠疫情，我們已經能夠明白，為弱勢人口族群提供基本醫療保健服務是多麼重要。健康場所計畫促使不同部門和準則的整合。

　　2018年，AFHC全球會議再次於古晉舉行，李大拔教授也再次以「透過健康場所計畫加強持續發展目標及健康公平」為主題，擔任大會發言人。他描述健康場所計畫對於達到健康公平的重大貢獻，也說明該計畫如何大力協助持續發展，以配合聯合國的2030持續發展目標。

　　李大拔教授身為基層照護與公共健康醫師，擁有極為豐富的經驗，也深入參與公共與社會服務。他將在本書分享洞察結果，也成功將健康議題引入日常生活與各式場所情境。在本書中，李教授討論了不同健康場所的準則與概念，也探討了更廣泛的框架，以衡量所採取的策略成效。這種多方聚焦的方法提供了許多工具，可幫助學校、城市、職場和醫療保健組織實施健康場所計畫，並成功促進健康衛生。許多專家意欲學習利用不同場所，以促進健康和預防疾病，或是設計適合監督與評估的評量工具。對他們而言，這本書能夠作為有力的參考。研究人員若須尋找健康場所相關靈感，這本書也能有所幫助。最後，李教授的書無疑能夠激發醫療保健專家、學者、社會科學家、公共政策決策者、政府官員與政治人物的想法，就健康場所議題進行更多知識交流。

Andrew Kiyu教授／博士

馬來西亞砂拉越州政府衛生局前局長

推薦序

　　很高興能夠替李大拔教授 Prof Albert Lee 所著的《香港健康場所計畫：群體健康的持續發展》撰寫推薦序。我認識李大拔教授超過20年，我們為了家庭醫學與基層醫療保健的發展密切合作。李大拔教授在家庭醫學、公共健康、健康促進及基層醫療保健領域，出版了許多書籍與論文。他是應用健康場所計畫的先驅，藉此促進群體健康與場所之間的協作，主要注重學校、市政場所、職場、基層醫療保健場所等。

　　李大拔教授在香港許多地區提供援助，也在海外各地協助執行健康場所計畫。他最具代表性的成就之一，是在香港葵青區成功促進「醫療、社會、社區」協作模式。他連結了諸多健康場所，包含健康城市、健康促進學校、健康促進職場、健康促進住房和健康促進醫院等。葵青區因此得以成立第一個地區康健中心，是政府資助的基層醫療保健倡議。此後，基層醫療保健議題列入2017年的香港特別行政區行政長官施政報告中。

　　若能實施整合式基層醫療保健系統與全面健康場所模式，並予以監控，個體、家庭和同儕之間的連結，便可能達到最高。就如李大拔教授的研究所示，基層醫療保健的傳輸系統能夠藉此進一步強化，造就了橫跨不同社區的健康促進與改善。COVID-19新冠疫情爆發以後，促進不同場所的緊密合作便愈顯重要。透過健康場所計畫，基層、二級、三級、四級照護便能無縫合作，基層醫療保健人員積極參與時，效果更是顯著。

　　恭喜李大拔教授與諸文章作者完成研究並出版本書。透過本書，他們將會分享於各式場所實施健康場所計畫的知識與經驗。若有家庭醫生和決策者追尋健康場所計畫成功的實證，或是尋找將計畫引入政策並實踐的方法，本書毫無疑問會是十分良好的資源。

Donald K. T. Li 醫師

世界家庭醫學組織（WONCA）主席

推薦序

　　很榮幸能夠受邀替這本書撰寫一篇推薦序。透過這篇序文，各位讀者，也就是您，也許便能更瞭解李大拔教授 Prof Albert Lee以及健康場所計畫。就讓我來談談他的幾項成就吧！

　　2003年，WHO諮詢會議於馬尼拉舉辦，許多學術協作者參與了西太平洋地區的健康城市發展。日本東京的Takehito Takano教授、澳洲阿德萊德的Francis Baum教授、香港的李大拔教授和我也參與其中，共同催生健康城市聯盟（AFHC）。李大拔教授是AFHC指導委員會的創始成員之一，向來大力協助健康城市的發展與推廣。他開創了健康學校倡議的評估，並推出SPIRIT框架，用於評估健康城市的發展過程。AFHC健康城市獎也採用這個框架作為評估工具。李大拔教授於2014年的AFHC全球會議上擔任科學委員會主席，並於2014年10月獲得AFHC創新獎。

　　AFHC是以保護和強化城市居民健康為目標的國際組織。為了達到此一目標，參與其中的城市族群和其他組織皆採行健康城市計畫。AFHC相信國際合作是相當有效的工具，以此促進面對健康問題的第一線人員互動。AFHC也提倡不同場所的連結，透過協作行動改善群體健康。SPIRIT框架則加強了對健康場所計畫的重視。AFHC全球會議的重點，向來是不同場所的呈現。2014年全球會議的主題為「所有政策面向的健康工程」，會中的報告與討論皆著重於協助決策者，進行健康、福祉和公平的系統性整合。2018年全球會議的主題為「我們的城市，我們的持續發展目標及我們的旅程」，將重點放在人類發展和健康公平的議題上。這次的主題帶來許多將經濟和環境永續，視為優先事項的傳統力量。李大拔教授則擔任2018年的大會發言人，以「透過健康場所計畫加強持續發展目標及健康公平」為主題進行發表。他透過報告描述健康場所計畫對於達到健康公平的重大貢獻，也闡述該計畫如何大力促進持續發展，以達成聯合國的2030持續發展目標。面對COVID-19新冠疫情的影響，為了建設具包容、安全、韌性及永續特質的城市和人類住區（SDG 11），健康城市的發展顯得愈發迫切。因此，若要加強執行與重振全球持續發展夥伴關係（SDG目標17），健康城市計畫便是極其重要的工具。

　　若有各式場所的決策者、醫生和行政人員正努力促進社區和居民的健康與福祉，這本書能夠提供豐富、有益的指引。本書的資源、材料也有助於AFHC聯盟共同努力推廣健康城市運動。恭喜李大拔教授和各文章作者，由於他們的付出，健康場所計畫得以提升至更高的層次。

Keiko Nakamura教授

健康城市聯盟祕書處負責人

WHO健康城市與城市政策研究合作中心主任

日本東京醫科齒科大學醫齒學綜合研究所

及國際保健醫療事業系教授暨主任

引言

　　聯合國所制定的2030持續發展目標（SDG）第三項為「確保健康的生活方式，促進各年齡族群的福祉。」這個目標不僅包含預防早產死亡，也試圖強化個人與社區以達到理想健康。健康不僅是避免體弱多病而已；健康是一種身心與社會福祉，皆十分健全的狀態。為促進健康，民眾必須更加掌握健康的決定因素（渥太華健康促進憲章，1986）。正如世界衛生組織的「全體健康」準則所強調，民眾尤其需要努力促進健康公平。健康因個人的生活方式與條件而異，也須視諸多複雜的物理、社會、經濟因素而定。這些決定因素超出醫療保健的範圍，因此，社區的各部門須共同努力，實現公共健康的持續進步。本書出版時，這個世界正遭受COVID-19疫情肆虐，目前仍在復原當中。為了中斷和減少呼吸道病毒的傳播而衍生的實際行動，如持續執行社交距離、限制社交群聚、「封城」等措施，對於縮減COVID-19疫情的高峰有相當巨大的潛能。這些措施之所以能夠成功實行，民眾的警戒心和預防行為至關重要。要做到這點，整個社會須得瞭解健康促進在日常生活中的更多面向。

　　儘管用於醫療保健服務的經費不斷提高，社區之間卻仍存在健康不公平，高收入（HI）和中低收入（LMI）國家也是如此。醫療保健系統的投資嚴重忽略社會架構，弱勢人口的醫療服務問題更是嚴峻。除了已開發的西方國家以外，開發中國家也面對慢性病帶來的負擔，且負擔加劇得更為快速。同時，傳染性疾病不論在高收入或中低收入國家都造成不小的壓力，而對於中低收入國家的非傳染性疾病（NCDs）和心理健康，全球化所帶來的幫助微乎其微。

　　現代社會將民眾暴露於更多健康危險因子中，且民眾未能明白，非衛生部門對於健康促進的貢獻是多麼重要，致使傳統醫療保健人員背負莫大的壓力。提供中低收入國家補助或免費醫療服務，只能解決緊急問題；健康衛生分配不均乃當地文化與社會脈絡所造成，但這點卻遭到了忽視。若是極力處理病症本身而非造成病症的源頭，未來可能為整個管理系統帶來負面影響。

　　國際上有個共同的抱負，那就是在力所能及的範圍中，讓所有人享有最高程度的健康。然而，此一限度在世界各地均有所不同。因此，我們需要訂立一個全球統一的標準。健康場所計畫提供了社會架構，民眾因此得以在日常生活的脈絡之下參與健康活動。這項計畫為各個社會階層爭取資助，針對多種健康危險因子作處理，因此得以促進「健康權」。

本書主要聚焦於亞太地區，談及健康場所計畫如何確保不同國家的健康生活，以及不同場所的健康促進如何幫助各個SDGs目標。為了更方便地進行闡述，各章節均以一個假設的案例開頭，並針對此例作簡短說明。在這個假設情境中，有位城市的高級官員「城市超級使者」。他有意進一步瞭解健康城市計畫，因而踏上了旅程。他根據自身所學，向市長提供建議，欲強化市民的健康與福祉。

前言和**第一章**的重點在於探討我們需要健康場所計畫的原因，以及該計畫的運作方式，其他各章則著重於特定場所說明。有了健康城市的概念（詳述於**第二章**）和數個個案研究案例（詳述於**第三章**），我們便能夠說明該計畫如何幫助建設具包容、安全、韌性與永續特質的城市和人類住區（SDG 11）。從其中幾項個案來看，健康城市甚至能夠保育、恢復、永續利用陸域生態系統，並防止土地劣化、遏止生物多樣性的喪失（SDG 15）。**第四章**提出更多相關案例。本章聚焦於香港的城市環境，並針對兩個地區進行城市健康概覽評估，揭露城市發展的益處與損害。

第五章描述為健康促進學校（HPS）制定的評估與監督框架；**第六章**闡述這些工具的成效。將健康場所計畫應用於教育場所能夠跳脫常規，從更廣泛的角度促進兒童和青少年的健康發展。這個「健康學校運動」能夠確保包容和公平的優質教育，讓全民終身享有學習機會（SDG 4）。

第七章的論述重心轉移至健康職場。若要促進職場健康，同時強化生產力和經濟，那麼對環境與個人福祉的瞭解必不可少。本章針對多項措施進行描述，而實施這些措施的目標與SDG 8一致：實現持久、包容的經濟增長，促進充分的生產性就業，讓人人獲得適當的工作。

下一章的重點在於醫療保健系統。研究顯示，許多高收入國家家庭皆有成員罹患慢性疾病。這些家庭因而背負重大經濟壓力，即使身處醫療保健系統發達、或全民健康覆蓋的社區亦然。由此可知，若有資源本應用於更廣泛的公共健康或預防服務，卻僅用於個人層級的醫療服務，那麼全民健康覆蓋將不再是萬靈丹。醫療保健組織應與其他非醫療健康，但能夠掌握（非）傳染性疾病決定因素的部門合作，這是極其重要。**第八章**講述醫療保健組織與社區組織合作，共同成功改善群體健康的故事。**第九章**採用焦點團體訪談，放大檢視香港和蘇格蘭父母的觀點，探討父母如何看待兒童肥胖預防成功的措施和阻礙。

健康權應保障健康環境，盡可能避免暴露於健康危險，並加強採取保護措施的機會。**第十章**再次回到健康場所計畫，主張實施該計畫以提供良好的醫療保健與生活環境，確保民眾權利。該計畫強調多種可用於實現SDG 16的工具；該目標旨在創建和平與包容的社會以促進持續發展，為全民提供公正司法之可及性，建立各級包容的機構。最後，**第十一章**提供了健康城市計畫的最終洞察結果，並為城市超級使者的範例故事做總結。

總體而言，本書旨在促進健康與福祉，以及加強城市治理、學校成效、生產力，及醫療服務重新導向，以滿足民眾的需求。健康場所計畫的成效良好，可以幫助貧困、弱勢、邊緣化群體取得健康相關服務，並且改善全民生活品質。如今，社區也應開始行動，為未來的健康危機做準備。向前一步，邁向橫跨部門、社會經濟差異、地區且更加健康的場所與環境。僅此一步，不但可以促進個人和群體健康，還能提供平台、管道，加強並重振持續發展的全球夥伴關係（SDG 17）。本書著重於應對社會的健康決定因素。若有專家和醫生活躍於健康與社會照護、教育、社區服務和公共行政與政策等領域，且對促進群體健康、改善生活品質感興趣者，謹以本書供參考查閱。

李大拔（Albert Lee）

2021年6月

C o n t e n t s

圖 目 次

表 目 次

資訊 B O X 目次

縮寫表

AFHC	健康城市聯盟
ATASO	情感與社會成效評估工具
BMI	身體質量指數
BRFSS	行為風險因素監測系統
CESCR	經濟、社會和文化權利委員會
CHEHP	香港中文大學健康教育及促進健康中心
CIA	中央情報局
CIST	緊急事故支援團隊
COPD	慢性阻塞性肺疾病
COVID-19	2019新型冠狀病毒
CSDH	健康問題社會決定因素委員會
CSHP	全面健康學校計畫
CWD	香港中西區
DALYs	失能調整生命年（又稱殘疾調整生命年）
DH	衛生署
DM	糖尿病
DSRS	抑鬱障礙自評量表
EAP	雇員支援計畫
EEA	歐洲經濟區
EMR	東地中海地區
EU	歐洲聯盟
FCAC	酒精控制框架公約
FCTC	菸草控制框架公約
GDP	國內生產毛額（又稱本地生產總值）
GEQ	通用性評估問卷
GOPC	普通門診
GP	家庭醫生
HA	醫院管理局
HCP	健康城市計畫
HI	高收益

HIV/AIDS	人類免疫力缺乏病毒／後天免疫力缺乏症候群（又稱愛滋病）
HKHSA	香港健康學校獎
HMSC	健康管理與社會關懷
HOHCS	基督教靈實協會
HPH	健康促進醫院
HPS	健康促進學校
HRBA	人權基礎的工作方法
ICESCR	經濟社會文化權利國際公約
IPH	挪威公共健康研究所
IT	資訊科技
IUHPE	國際健康促進暨教育聯盟
iYCG	投資全球年輕兒童
KHCP	韓國健康城市夥伴網絡
KNUS	城市環境知識網絡
KTD	香港葵青區
KTSCHCA	葵青安全社區及健康城市協會
LIFE	生活滿意度量表
LMI	中低收益
LPHP	洛根市公共健康計畫
NCDs	非傳染性疾病
ND	香港北區
NGO	非政府組織
NHS	英國國家健康服務
NIH	美國國立衛生研究院
NICE	英國國家健康與照顧卓越研究院
PDCA	屏東健康城市協會
PMH	香港瑪嘉烈醫院
PTA	家長教師會
RCT	隨機對照試驗
RTHK	香港電台
SAR	特別行政區
SARS	嚴重急性呼吸道症候群
SDGs	聯合國持續發展目標
SING	營養與成長影響研究
SPS	社區重點專案計畫
SRRH	健康權特別報告員
STD	性傳染病

SWOT	優勢、劣勢、機會、威脅
TKO	香港將軍澳
UHC	全民健康覆蓋
UK	英國
UKDH	英國衛生部
UN	聯合國
US	美國
VW	福斯集團
WHO	世界衛生組織
WHOQOL	世界衛生組織生活質素問卷
WHSA	威塞克斯健康學校獎
WPRO	西太平洋地區
YRBS	青少年危險行為調查

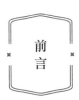

我們為何需要健康場所計畫

城市超級使者（虛構的名字）是市長的特別助理。市長收到了許多報告，談及市民的體適能與「功能性亞健康狀態」及其程度。至於是何面向的健康出現了重大問題，報告中並未明確說明。市長打了通電話給城市超級使者，讓他／她（以下稱「他」）聯絡市鎮衛生單位與市鎮公共健康局，以改善此一情況。

城市超級使者於是和衛生單位的資深代表進行了會議。代表告訴城市超級使者，他們已經查閱了根據醫院活動所計算的城市健康數據。不論是市民進出醫院的次數，或是前往門診診所的人次均沒有增加。他們沒有發現任何疾病模式變化，但他們會仔細監控市民的健康情況。為了促進城市群體健康，資深代表建議城市超級使者向公共健康局尋求意見。

於是，城市超級使者前去拜訪公共健康局。衛生局的代表提到，對於市民的死亡率和發病率相關模式，他們並沒有偵測到任何變化。他們請城市超級使者前往運動休閒局進行討論，以促進民眾整體體適能。由於亞健康狀態可能為社會心理問題所導致，衛生局代表也建議城市超級使者聯絡社會工作局。

城市超級使者遵照建議，前往拜訪運動休閒局。運動休閒局同意提供更多球類與運動設施。他們也開啟了一項計畫，受診斷為「體能不佳」的市民皆可參與，藉此增進體適能。城市超級使者詢問了診斷的方法。運動局說道，有些學校會對學生和成人進行體適能測驗，有些人則透過家庭醫生介紹，前來參與體適能計畫。然而，不是每間學校和家庭醫生都會定期進行體適能評估，因此轉介而來的市民並不多。

城市超級使者接著拜訪教育局，討論是否每間學校均須為學生辦理年度體適能評估。教育局回應，依據學校本位管理策略，學校應自行決定體適能評估的規模與舉辦時段。城市超級使者接著和一群當地家庭醫生會面，詢問他們定期為病患進行體適能評估的意願。醫生表示，他們會根據需求決定是否進行評估，必要時會替病人轉介，

讓病人進一步接受訓練。

城市超級使者最終來到社會工作局，要求改善城市人口的心理社會幸福感。社工局同意為社工相關案例訂定措施。不過，他們無法提供更多的人力，以面對社會心理狀態未知的個體。

城市超級使者參與了各式各樣的會議、和許多不同部門或學科的同仁聯繫，但沒有人針對如何改善情況給予建設性的建議。城市超級使者對此進行反思，心想：「我們的城市有相關系統處理健康促進問題嗎？」答案似乎是：「很抱歉，沒有。」

上述情況普遍存在。許多國家擁有完善的醫療保健系統，能夠處理各種疾病，卻沒有能夠處理健康議題的系統，尤其無法促進正向的健康。聯合國制定了2030年須達成的持續發展目標（SDGs），稱之為「聯合國2030持續發展議程」（United Nations [UN], 2015）。這些目標經過設計，旨在讓人們更加祥和、舒適地生活在地球上，且為人類帶來平等與公平，不因年紀、性別、種族或社會經濟背景而有所區別。以SDG目標3：「確保及促進各年齡層健康生活與福祉」為例。這個目標不僅包含早產死亡預防，也涵蓋個體與社區的強化，讓民眾能夠保護自己、免於傷害，並加強民眾達成正向健康與福祉的能力。對於健康權，國際上有個共同的抱負：在力所能及的範圍中，讓全民享有最高程度的健康。然而，這個「程度」因國家和地區而有所不同，即使對此進行調整，也不盡然公正、恰當。儘管如此，若有世界統一的標準，還是能夠為健康設立一座標竿。渥太華健康促進憲章（WHO, 1986）主張：「健康由民眾在日常活動的場所中創造，在人們學習、工作、娛樂、關愛之處共存。」

30年後，渥太華憲章仍然是全球健康促進擁護者的「黃金標準」，試圖改善健康並加強健康公平。不過，將這些準則化為改變的基礎與實際的解決方案，且於全球實施以促進健康的機會尚未來臨。舉例來說，Thompson等（2018）檢視了渥太華憲章對英國醫療保健政策的影響，發現政策仍然強調個人的責任和行為改變，而非解決基礎社會問題。雖然渥太華憲章本身並不全然面對這些問題，但它激發了許多概念，其中便包括健康場所計畫。這些概念已逐漸在許多地區落實，進一步領先健康衛生的發展。為了促進並保衛健康，在訂立健康相關公共政策、重新訂定健康服務的方向時，應將民眾生活、娛樂、學習、工作的場所引入框架之中，是再自然不過的事了。若能採用一個計畫，其中涵蓋個體所接觸的各種環境，民眾眼中的健康便不再只是理論了。有了這個計畫，社區為促進健康所採取的行動能夠獲得加強，個體可以更有效地培養健康技能、提升健康素養，優良的健康倡議也能更進一步發展。

　　健康場所計畫的歷史悠久，圍繞學校、社區、職場等場所組成。該計畫為健康促進學校、健康促進職場、健康促進醫療組織、健康城市等概念的總稱，提供社會框架以接觸特定人口，並在日常生活中導入健康促進活動。健康場所計畫能夠為各個場所找到最適合的方法，將改變化為現實。這個計畫是一個健康促進生態模組，健康的定義來自環境、組織和個人因素複雜的交互作用。該計畫可用於處理下游、中游、上游階層的健康決定因素，避免健康不公平。健康場所計畫為人們平常身處的社會系統爭取資助，並為各階層的個體處理多種健康決定因素，因此得以促進所有人的健康權。

　　Winslow（1920）對公共健康的定義為：

> 「一種預防疾病、延長壽命、增進身體健康與效能的科學與藝術，其透過井然有序的社區力量，從事環境衛生、傳染病管制及個人衛生教育，並組織醫護事業，使疾病得以獲得早期診斷與治療，進而發展社會機構，確保社區裡的每個人，均有足以維持健康的生活水準（第30頁）。」

　　Mckeown和Lowe（1974）也提出類似的觀點。根據他們的結論，過去一個世紀之所以能夠降低死亡率，是因為社會整體生活條件的進步，如衛生設施及營養的改善等。相較於環境條件改善對降低死亡率的貢獻，醫學的貢獻則顯得頗為渺小。促進健康已不是醫療保健產業專業人員的專屬事務，而是「關乎所有人的事」（National Health Services [NHS] Providers, 2017）。從健康場所計畫的角度來看，公共健康已經出現了健康問題，並假設社會、物理、政治環境皆在問題解決中扮演重大角色（Hanlon和Pickett，1984），但與其他計畫不同的是，健康場所計畫著重於全面理解生活方式、和條件如何決定健康狀況。

　　民眾須得瞭解資源調動的必要性。如有政策、計畫和服務能夠支持健康生活型態、建立健康支持環境，以此創造、維持並保護健康，應穩定給予資助，這件事的重要性不言而喻。Tulchinsky與Varavikova（2014）對此「新公共健康」概念進行以下描述：

> 「是一種拯救生命、促進健康的漸進式哲學，在社會健康責任、人口福祉的框架下，以科學成就為基礎，透過廣泛多元的專業和方法達成。新公共健康由社會政策、法律和道德混合而成，並整合社會、行為、經濟、管理、生物科學。

此一概念為跨部門、跨學科地應用社會政策、健康促進、預防性保健服務及醫療服務，且任一項對於維持、促進個人與群體健康皆不可或缺（頁xxiii）。」

　　因此，健康場所計畫能夠用於培養個人、家庭和社區的能力，以此建立強健的人類與社會資本。坊間流言廣傳，說經濟成長能夠改善健康條件。其實，應該要改善群體健康條件以強化經濟才對。建立完善的經濟須耗時數年，但只需要一小段時間，糟糕的群體健康對社會、社區資源所帶來的負擔便顯而易見。為何特定社區和人口組成相近的社區相比，仍然無法達到更好的健康狀態呢？有了人類和社會資本的概念，我們開始能夠解釋這個問題（Yamaguchi, 2014）。因此，我們須進一步探索不同場所協作的成效，以及如何應用場所協作促進群體健康，並且減少健康不公平。

場所導向型健康促進計畫：
如何運作？

李大拔（Albert Lee）

身為市長的特別助理，城市超級使者建議市長採用健康場所計畫，以解決社區健康問題。市長答道：「好主意！請你幫忙實施這個計畫吧！」城市超級使者於是想道：「該怎麼應用健康場所計畫呢？這個計畫是如何運作？」城市超級使者擁有公共健康及公共政策的深造文憑，身為市長特別助理，他也能為城市研究更好的政策（著重居民的健康與福祉）。然而，他對於健康場所計畫並不熟悉，也不確定這個計畫如何加強健康促進。

健康促進的演變

透過教育、法規及疫苗接種、定期檢查、易於取得的健康服務等優良疾病管制與預防措施，我們已經將風險因素降到最少，極為成功地促進群體健康。不過，這也造成一個問題：落實健康場所計畫帶來什麼附加價值？為了瞭解民眾的需求變化以及落實健康場所計畫的益處，首先得認識健康促進的演變過程。

前現代化（Pre-modernisation）時期

前現代化時期（19世紀），健康最主要的威脅是急性發作、致死率高的感染性疾病。當時的健康促進目標是盡可能減少健康危害，並推廣、促進衛生以保護人群。根據死亡率和疾病案件數量的減少程度，可以衡量這個作法成功與否。當時透過生物醫學找出並移除病原體，大幅減少疾病發生。這樣的作法雖然能夠幫助社會，但並沒有應對健康促進的複雜性。正是這個時期，Snow（1849）將水污染視為19世紀中期霍亂的源頭。這便是首次公開發表的細菌致病論。

第二次世界大戰戰後時期

　　20世紀晚期至21世紀初期，感染性疾病仍然是個沉重的議題，但就全球健康負擔而言，慢性疾病佔了更大的比例（Horton與Sargent，2018）。為處理這些議題，人們邁出重大的一步，於1986年訂立渥太華健康促進憲章（WHO, 1986）。從表1.1可以看見健康促進在渥太華憲章訂立以後的演變，以及至21世紀早期為止的諸多健康促進宣言和頂尖學者建言等。

　　好發於晚年且死亡率高的疾病，如心血管疾病、腦血管疾病、惡性腫瘤等，皆由危害健康行為埋下誘因。這些行為通常在童年時期養成，直至成年亦持續進行。2011年九月，聯合國大會發表了「預防和控制非傳染性疾病（NCD）高級別會議政治宣言」（UN, 2011）。這項宣言為重大非傳染性疾病的預防和管控，訂下了新的國際標準。世界衛生組織（WHO）指出，除了撒哈拉以南非洲以外，非傳染性疾病相關致死率「比傳染性、妊娠、圍產期和營養性疾病相加還高」，共有3600萬人死亡（佔全球死亡總人數63%），其中80%發生在低收入與中低收入國家（WHO, 2011）。在二十一世紀的現代社會，醫療保健系統和決策者主要面對的健康議題如下：

- ·人口老化。

- ·醫療保健花費增加。

- ·健康資訊爆炸，保健產品和健康服務盛行。

- ·權利與責任相關爭論愈發頻繁。

- ·民眾看法逐漸改變，視健康為人生主要課題，也視其為人民的重要權利之一。

表1.1：全球健康促進運動

資料來源	主要內容
阿德萊德（Adelaide）健康公共政策建言：**擷取自澳洲阿德萊德第二屆健康促進國際研討會**（WHO, 1988）	・健康的公共政策的特點是各地針對健康與公平政策的直接需求，也是健康影響的責任體現。 ・健康公共政策的目的是創造支持性環境，讓民眾邁向健康生活。對人民而言，有了這類政策，健康不再遙不可及，或是更容易取得了。 ・追求健康公共政策之餘，農業、貿易、教育、工業、通訊等政府部門在訂立政策時，應將健康視為必要的因素。 ・各部門制定政策以後，應為政策對健康的影響負責。政府部門有多麼重視經濟問題，便應同等重視健康。
第三屆健康促進國際研討會在1991年於瑞典松茲瓦爾（Sundsvall）舉辦，著重討論支持性環境的建立（WHO, 1991）。	就社區層級而言，主要的策略有： ・透過社區行動強化健康提倡，尤其是透過女性所組織的團體。 ・利用教育與授能，讓每個人和社區能夠掌控自身的健康與所處環境。 ・為健康和支持性環境組建聯盟，以此強化各類健康和環境相關運動與策略的協作。 ・調停社會中的利益衝突，以確保民眾公平地獲得健康的支持性環境。
十個優良健康促進的重要訊號（Catford, 1993）。	・公平地理解並回應民眾的需求 ・以完善且獲理論支持的準則和理解為基礎 ・展現方向感和一致性 ・蒐集、分析與利用資訊 ・能夠重新定位的主要決策者 ・連結所有部門和場所 ・採用相應的計畫，使個人和環境層級互補 ・鼓勵主動參與，取得健康主導權 ・提供技術和管理相關訓練與支持 ・採取特定行動與計畫
雅加達宣言：邁向 21 世紀的健康促進（WHO, 1997）	・促進社會對健康的責任 ・增加健康發展投資 ・鞏固並拓展健康夥伴關係 ・強化社區和每個人的能力 ・確保促進健康的基礎設施

資料來源	主要內容
墨西哥部長級聲明－健康促進：從理想到行動（WHO, 2000）	・將促進健康視為地方、地區、國家、國際政策與計畫，皆是基礎優先事項。 ・率先確保各部門和公民社會均主動參與，引領落實健康促進行動，以加強及拓展健康夥伴關係。 ・支持制定全國性健康促進行動計畫，並視需要請WHO及其夥伴的專家，依個別專長給予協助。 ・以上計畫根據國情有所差異，但皆以第五屆國際研討會敲定之基本框架為依據，其內容包含以下項目： 　－鑑別健康優先事項，並制定健康公共政策與計畫以處理這些事項。 　－支持前述優先事項相關研究，進一步提升相關知識。 　－調動財務與營運資源，培養個人與機構的能力，以發展、實施、監督和評估全國性行動計畫。
健康社會：歐盟執委會之健康與消費者事務新政策提案的重要性（Kickbusch, 2005）	・保護人民，使其免於個人無法掌控及有效處理的風險和威脅（例如不安全的商業行為或產品） ・加強人民的能力，使其面對健康問題時，能夠做出更佳的決定 ・將健康與消費者政策目標視為主流議題，於議程中加入健康事項
曼谷健康促進憲章（WHO, 2005）	・倡議 ・投資永續政策、行動、基礎設施，以因應健康決定因素 ・培養執行政策發展、領導、健康促進實務、知識移轉與研究、健康素養等能力 ・監管與立法 ・與公部門、私部門、非政府組織、國際組織與公民社會建立夥伴關係，並組建同盟，創造永續行動
內羅比會議結束前，正式通過行動呼籲（2009年十月）（WHO, 2009a）	全球健康計畫相關諮詢會議已開始進行，以期發展健康促進介入的實證案例，並以健康促進介入方式，處理最高健康風險與疾病負擔等情況。此成果將依各國經驗進行審視，最終成為統一且實際的指引，供各國參考。 **行動呼籲：** ・一份政治呼籲將健康促進成果囊括於發展計畫當中的政治聲明，將於會議前數個月透過專家網路諮詢擬定，並於會議最後一天通過。 ・會議中也將討論主張將非傳染性疾病，納入國際發展目標的倡議，也可能考慮成立非傳染性疾病夥伴委員會。

資料來源	主要內容
2030持續發展議程上海健康促進宣言（第九屆健康促進國際研討會）（WHO, 2016）	・我們瞭解，健康和福祉對於持續發展是不可或缺。 ・我們將採取所有SDGs相關行動促進健康。 ・我們將為健康做出前瞻政治選擇。 ・城市和社區是關乎健康的重要場所。 ・健康素養能賦予人民權利及促進公平。

　　隨著NCD預防與治療相關資源取得不平等的情況日益加重，社會迫切需要透過改善司法規章應對此議題，以消除控制監控NCD的司法與實行障礙（Niessen等人，2018）。NCD佔早產死亡人數的三分之一，因此，在生命早期便減少NCD的危險因子至關重要（Norheim等人，2015）。我們應重新定位公共健康介入，以最大程度避免人民暴露於高度危害健康行為，並改變民眾的生活方式。這些改變將持續減少早產死亡人數，並促進全球健康與預期壽命（WHO, 2011）。根據Marmot等人（2010）以及Buck等人（2018）所述，如欲邁向健康社會，必須：

・拓展人民的賦權、選擇，以及權利和整體健康素養。

・認知到市集中漸增的健康議題，確保消費者安全。

・處理健康不平等問題。

・認知醫療保健系統的各部分（如健康促進、疾病預防、疾病治療與恢復）之間的界線已愈來愈模糊，須進一步進行整合。

　　除此之外，英國衛生部（DH）於2004年發表公共健康的新計畫，並點出對該計畫的要求：

・回應人民的需求和期望；

・反映人民的真實生活；

・尊重每個人的選擇多樣性；

・瞭解消費社會的影響；

・因應部分人與族群早已落在後頭的事實；及

・傾聽人民的想法，重新建立和人民的連結，瞭解人民真正在乎的議題，並詢問**他們**需要什麼、該如何幫助**他們**，再根據回應修改公共健康政策。

健康促進發生了突破性的改變，呼籲民眾在原生家庭與工作環境中培養更加良好的健康，讓健康與日常生活的連結更加緊密。健康場所計畫則提出了最合理的程序，以供後續採行。

嶄新的千禧年代

1975年，全球僅五個城市人口達千萬人以上（也就是「巨型都市」），其中三個城市位於開發中國家。到了2014年，巨型都市的數量增加到23個，其中開發中國家的佔比也有所提升（WHO Centre for Health Development, 2008）。根據預測，巨型都市的數量將於2025年達到30個，且有大約68億人生活於都市區（Lineback和Lineback Gritzner，2014）。都市區能透過多元物資、服務、文化與美學表現促進健康，因此，都市化對於健康可能有所幫助。事實上，如日本、荷蘭和新加坡等高度都市化的國家，都能觀察到死亡率和發病率下降的現象，城市的健康促進特徵也愈發強烈（Kirdar, 1997）。只要擁有支持性的政治結構以及適當獲取財務資源，打造健康的城市生活環境便不是夢（Galea和Vlahov，2005）。在北歐國家和紐西蘭（Vagerö, 2007）等已開發國家可以看到，以民主和健全、公平的政策為基礎的社會系統能夠順暢運作，且取得優異的社會與健康成果，所選市長和其餘城市領導者也能透過軟實力、官方責任，推動著重健康的政策（Naylor和Buck，2018）。

然而，在二十一世紀，並非所有主流社會和經濟發展過程，均注重有益健康的社會公正（Vagerö, 2007）。醫療保健系統的發展反映了這個現象。醫療保健系統專注於發展第二級與第三級照護，但僅有效率低落、社區本位的系統運行，用於給予社區高度危害健康行為相關警告，早產死亡案例與疾病負擔大都與此相關（Lee等人，2007a；Lee，2018a）。促進群體健康依賴許多層面的協作，城市的領導人員也須確保住房、就業與交通規劃等地域性決策，皆對健康產生正面影響。不僅如此，一個城市需要有效的領導、健全的管理，以及對中央計畫管理充分投資，才能確保全城共同合作（Naylor和Buck，2018）。

　　隨著時代演變，醫療保健的脈絡已大不相同。就個人的健康選擇與處理而言，應考量對健康有所影響（且非醫療保健部門力能所及）的非醫療因素（Marmot等人，2008）。說到健康促進，我們必須注重關鍵的「健康問題社會決定因素」。事實上，人們日常生活、學習、工作或娛樂的環境，能夠對健康產生深遠的影響，可以促進或阻止與NCD相關的行為（Magnusson等人，2011）。整個社會均須採取行動，重視這些左右健康結果的社會因子（Marmot和Bell，2012）。Frieden針對公共健康的未來，發表了沙特克演說（The Shattuck Lecture）（2015），強調健康金字塔所扮演的角色，並說明藉此用更低的單位成本，促進更多金字塔底層人民健康的必要性（方法為改變社會經濟因素，如收入、教育、住房、道德不公平）。與其在金字塔頂端實施激烈的個人介入，若能採用前述策略，對社區的影響定然更加廣泛。

　　各種不同的場所提供了機會，讓我們能夠進入每個人和群體的生活，這對疾病防治和健康促進而言是至關重要。建立基準系統之前，社會壓力所形成的網絡是必不可少，如此才能影響個人的意向，決定配合或拒絕採取健康行動（Tones和Green，2004）。當健康部門和其餘場所內的因素開始作用，無須多說，我們需要有效的健康促進介入方法，才能為健康促進而整合整個健康生態（Hancock, 1985）。健康促進活動整合結果，如圖1.1所示。健康場所計畫的前提便是在基本場所中應用健康活動。然而，該計畫的成功不應單以最終結果而論。執行該計畫需要評估健康促進中間者的變化過程，如社會系統、環境、基礎設施等。

健康場所介入：如何運作？

健康場所概念化

　　健康場所的概念首度於渥太華憲章提出，認為健康並非在脈絡之外形成，而是在民眾日常生活的場所中創造而出，並提供更豐富、更有力的方法促進健康與福祉（Dooris等人，2014）。

圖1.1：人類健康生態系統與健康改善介入

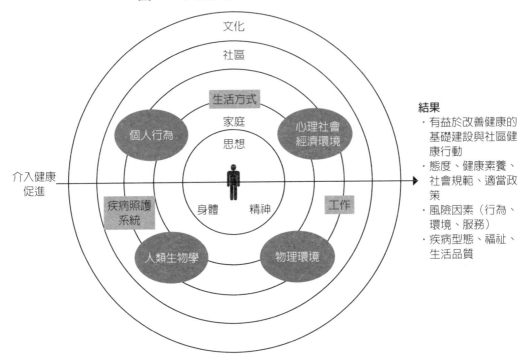

資料來源：HANCOCK（1985）。

　　根據WHO的定義，場所是「人的日常活動中所接觸的地方或社會脈絡，且其中的環境、組織、個人因素交互作用，從而影響健康與福祉」（WHO, 2013a）。該定義考量到許多造就了整個系統並且交互作用的要素，也採用介入手段整合這些要素，將風險因素與導致疾病的條件減到最少（Dooris, 2006；Poland等人，2000；Whitelaw等人，2001；WHO；2013a）。Green等人（2000）擴展了「場所」的涵義，納入持續互動的活動場所，且既有結構、政策、特徵、體制的價值、正式與非正式的社會規範等，均對行為有所影響。健康場所計畫對健康的社會、文化、政治決定因素作出應對，促使組織和機構打造健康促進文化。該計畫以價值為基礎，能夠轉化這些因素，使其融入特定場所之中（Dooris，2004；Dooris等人，2007）。

　　從細節來看，健康場所專案計畫應該受到整合、充分理解，並多方面實施、鼓勵民眾參與；除此之外，該計畫也應納入賦權夥伴關係、獲得眾人響應，並且根據民眾的需求量身訂作而成。這就是健康場所計畫的主要特色（Poland等人，2000）。根據可靠的證據顯示，確定特定場所之後再執行著重改變生活方式的健康促進介入，相較於單獨採取廣泛的人口本位導向，效果更顯良好（Verstraeten等人，2012）。這套理論經過Jeet等人（2018）系統性審查，並且受到支持，突顯了在特定場所實施健康促進能夠有效控制NCD。

　　有些健康促進活動適用於不同的場所，例如發展個人能力、重塑環境、建立夥伴關係、透過社區參與推廣持續性的改變、為自己和他人賦權等。目前已有相關實例，證明了這些改變能夠促進不同環境中的健康（Whitelaw等人，2001）。證據顯示，於各地實施正向的改變能夠有效改善場所健康，場所相關人士也受益匪淺。以安全性行為為例，穩定的理論性框架有助於在近端到遠端關係鏈中的各個階段進行介入。從醫學模型來看，性傳染病（STD）與非預期懷孕的減少位於最遠端。從健康場所模型來看，則可發現一連串會影響最終結果的個人、心理、社會、環境和文化議題。這些議題包括：

- 選擇性行為防護措施方面的個人健康技能。

- 在個人信念中，行為所帶來的益處比可能的害處更加重要。

- 自信與自我效率。

- 與另一伴溝通的技能。

- 社會與文化規範。

- 能否取得不同避孕產品，以及取得產品的難易度

- 經濟能力

　　若只注意遠端並以此評估成功與否，可能引發許多問題。誠然，我們幾乎無法確認是哪一種介入減少了STD、非預期懷孕或是HIV陽性的案例，因為這些介入對於結果都有影響，無論它們同時或獨立作用。每一種健康情境都可能包含許多決定性因素，因此，控制潛在干擾因子相當複雜且困難。若著重於減少STD、非預期懷孕、HIV陽性案例等的結果評量，便需要非常大量的樣本與長期的介入和研究。即便有了樣本和研究，可能還是無法查明因子「為何」或「如何」影響這些改變。

傳統方法的限制

執行健康場所計畫時，我們或許無法利用流行病學指標抓到所有計畫的特定目標，況且有時指標只能反映過程，無法反映結果。反之，若是採用定性法，便可更加瞭解健康信念和意向如何影響行為改變，一窺其中的複雜性。三角驗證便屬於定性法，可從多個資料來源收集證據（例如研究者三角驗證、理論三角驗證、方法論三角驗證等；Denzin，1978）。經證實，採用三角驗證法能夠透過多元導向的方法強化數據（Heale和Forbes，2013）。三角驗證法有很多種。若是採用**研究者三角驗證**，技能最高明的研究者便能最貼近數據。透過這種驗證法，各個研究者可以同時觀察同樣的數據，或許還會提出不同的解釋，因此能夠減少偏見。**理論三角驗證**則讓原始資料和研究者「說話」，發展新理論，以拓展已知的既有知識（Denzin, 2009）。最後，**方法論三角驗證**的資料由質性、量性方法結合而得，通常出自採用混合方法的研究。這種方法可以再分為兩部分：方法間三角驗證與跨方法三角驗證。同時使用這兩部分的驗證法，將能克服各自的既有缺陷，彌補不足之處（Denzin, 2009）。對廣範圍的質性數據進行三角驗證，能夠處理關鍵主題的完整度、趨同性與不一致性（Farmer等人，2006）。不論是質性或量性研究，對於知識本身都能有所貢獻。對透過這些方法收集而來的數據進行三角驗證，可加強研究結果的有效性，確保研究和該主題的既有文獻互相交錯（Fusch等人，2018）。

採用混合方法的研究通常以質性方法開始，辨識並縮減問題的範圍，再以量性方法回答研究問題。這個過程也可以反過來操作。多元研究法又稱為素樸後實證評估法（Denzin, 2012）。根據Janesick（1994）所述，透過跨學科的三角驗證，能夠提升這類研究法的精確性和有效性。「司法審查」一詞用於形容收集有效證據，再根據這些證據作出決定，即使沒有絕對證據也相信此決定的過程（Tones, 1997）。同樣地，三角驗證基本上就是對所有累積的證據進行審查，而最終的判定依據是「可能性平衡」（balance of probabilities）或「超出合理懷疑的範圍」（beyond a reasonable doubt）。這與量性研究法的P值也非常相似。P值能夠反映型一錯誤的機率範圍（Green和Tones，1999）。Denzin和Lincoln（2011）提及，量性學術研究有義務改變世界，不但須做出正向改變，也應面對不公義的事實，將之改善與轉化。研究方法應包含一組以歸納推理為基礎的取向，並深度瞭解參與者的觀點、蒐集自然場所中的資料、長期沉浸於該領域、強調過程、採用立意抽樣、研究者本身進行初級資料蒐集，以及使用多種形式的數據和觀點（Denzin與Lincoln，2018）。

隨著健康促進的演變，我們應調整思維，避免低估健康場所計畫的成效。對資料進行三角驗證能夠協助混合方法研究的發展，包含個案研究、焦點團體訪談、觀察性研究、問卷調查、準實驗設計以及隨機對照試驗（RCTs）。健康場所計畫於特定環境實施後，還可藉此混合方法研究，評估過程和成果。健康場所計畫擁有許多獨一無二的特色，因此，混合方法研究是很理想的評估工具。例如，健康場所計畫被視為健康促進的生態模型，可用於應對環境、組織、個人因素複雜的交互作用（Dooris，2009；Dooris等人，2007），目標為處理日常健康服務的隔閡，也就是對RCTs的過度依賴。RCT是為評估臨床介入而設計，所以就多數健康促進介入而言，或許RCT不是合適的評估工具。其實，若是採用了介入和控制組（RCT不可或缺的一部分）的準則，形同將研究對象置於實驗環境，而非自然環境中。注重RCT的實證做法與還原主義者取向相同，與總體和賦權取向並不相容，但後者正是健康促進的要素（Green, 2000）。不僅如此，汙染問題也可能愈來愈嚴重，控制組也開始出現類似健康促進的倡議，如Heartbeat Wales計畫（Nutbeam等人，1993）。不過，雖然傳統RCT不太適合用於評估健康場所模型的過程和成果，但其餘量性評估方法，如個案研究、焦點團體訪談、觀察性研究、問卷調查和準實驗設計等，均能夠配合健康場所計畫的特殊面向，也相當適合用於實施計畫的環境。健康場所計畫也為人們平常身處的社會系統爭取資助，並主張以不同成果評估法衡量許多面向的要素。

讓健康的選擇變簡單，已經是公共健康議程的主要課題（Buck et ah, 2018; DH, 2004）。此一概念也是健康場所計畫重要的元素，強調每個人和社區的主動參與便是成功的關鍵（WHO, 1986; WHO, 1997a; WHO, 2013a）。該計畫著重於確保個人的主動參與，而非以人為方式進行操控。況且，在更廣泛的健康促進脈絡之下，透過選擇、控制以達到目標的重要性更受重視（Green和Tones，1999）。在實驗環境中，很容易便可做出健康的選擇，但在現實卻未必如此，尤其是對「難以觸及」的群體而言。因此，透過實驗環境評估而來的有效性並不高，無法體現健康場所計畫真正的成效。這也是為何健康場所計畫注重人在場所中的合作，而非利用由上而下的實驗取向。

Green和Tones（1999）主張，若要對實驗對象做研究而非與之作研究，並以此將人類經驗具體化，則須依循健康促進的核心思想。如計畫為臨時發展而成，缺乏充分的設計、執行，則容易出現型三錯誤（Green, 2000）。出現這些錯誤代表未能辨識實際發生的改變，也就是介入造成的結果。以死亡率和發病率等錯誤的結果測量，評估健康場所計畫，便會導致型三錯誤。決定健康的因素很多，可能是行為、環境、政治、社會經濟等層面的因素，也可能是這些因素的結合。該計畫直面這些因素的複雜性，但前述測量無法反映這方面的成效（Tones, 1998）。由於健康促進介入擁有大量分母，可能導致最終結果的臨床效益顯著，數據上的效益卻不甚突出。臨床實驗的分母為罹患特定疾病的病患，相較於風險人口中健康促進介入的分母要小。舉例來說，將學校裡使用毒品的學生從十位減少到五位，便可在當地學校取得巨大的臨床成果。不過，若該校的學生人數為1000人，比例便從1%下降至0.5%，在數據層面並無太大影響。因此，我們需要採用質性方法收集改變過程的數據，方法包含參與觀察、深度個案研究、學校系統審查及社區資源連結等，藉此完整瞭解介入的效果。就此例而言，我們必須針對介入進行評估，瞭解該介入是否成功創造無毒的校園環境，或是減少了毒品的使用。還有其他質性變化可用於衡量成效，如諮詢、康復服務等正向因子是否增長。量性方法依然可用於評估這項改變，但混合方法是不可或缺；混合方法可用於審查不同元素，分析這些元素是否提供正向貢獻，以及確認這些元素的力量。接著，研究者便能夠做出總結：先前的假設，也就是這些因素導致了所觀察到的成效（或者至少有一部分影響），是否超出合理範圍？

健康城市模型的成敗

Dooris等人（2007）提及，健康城市計畫的基礎為參與、公平、夥伴關係、賦權和永續等價值。其特徵有三個面向，且彼此互相連結，分別為：健康促進的生態模型、系統性的觀點，以及系統整體的發展和改變。生態模型反映了還原主義者取向的典範轉移。該取向著重於整體健康的其中一種健康議題或危險因子，且整體健康在日常生活中受到個人、環境和組織性因素之間複雜的交互作用影響。Dooris等人（2014）提出了價值本位取向的模型，以健康促進與公共健康的核心準則為基礎，可在各個特定場所的脈絡下運用。

經參考Paton等人（2005）的「健康生活與工作模型」，我們或許可以利用組織理論觀察健康場所計畫，將之視為一個輸入、輸貫、輸出串聯運作，以創造健康生活環境的動力系統。圖1.2描述了資料蒐集法（從輸入到過程、影響再到結果），是精準健康場所計畫於特定場所的成效必不可少。面對不同階段的健康議題並進行處理，能夠建立高度社會、生態、人類、經濟「資本」（BOX 1.1）。綜上所述，便是「社區資本」（Hancock, 2001）。將社區資本和複雜的因素拆解為不同層級，便能夠解釋為何特定社區和部分其他社區人口組成相近，卻無法更有效地克服健康問題。不同健康場所的協作效果，結合了上游、中游和下游取向，促進群體健康、減少健康不公平。

健康促進的新型態

公共健康與健康問題由複雜的社會、經濟、政治、生物、遺傳和環境因素所造成。若要開始實施並推廣這些改變，跨部門合作、社區參與、創意革新，以及廣泛、跨部門的健康場所計畫實施便是十分重要的工具。在此框架中，可採用綜合全面性公共健康辦法，讓政策、環境、社會議題、行為與生物醫學介入，都能找到各自應有的位置。

為了成功執行健康場所計畫，我們需要一個反映群體健康現狀的健康概覽。有了健康概覽，我們才能確認不同元素（如政策、健康素養增進、健康服務重新導向、建立社會與人類資本等）如何幫助健康促進。接下來的章節將講述在不同場所建立健康概覽的方法，並以此協調出有效的介入。

圖1.2：健康場所計畫成效評估

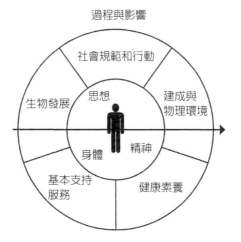

資料來源：作者。

BOX 1.1：社區資本
（資料來源：Hancock，2001）

人類資本由健康、良好教育、優異技能、創新、具創意，且參與社區與政府事務的人構成。

社會資本是一種「膠水」，正式（社會發展計畫）、非正式地將社區連結在一起，扮演社交網絡的角色。在正式層面上還包含社會發展投資，讓人民得以公平取得基礎的健康決定因素。

自然資本涵蓋高環境品質、健康的生態系、永續資源、自然保育與生物多樣性。

經濟資本意指我們需要的富饒程度，若為達到此一標準，便無法讓人人溫飽安居、提供乾淨的水和良好的衛生設施、保障全民教育，以及提供唾手可得的健康與社會服務。經濟資本也應創造健康的工作機會，並公平地提供資源。

<table>
<tr><td>第
二
章</td><td># 健康城市的概念與評估框架</td></tr>
</table>

李大拔（Albert Lee）

　　城市超級使者更加瞭解健康城市計畫的整體運作方法，因此開始進行健康城市的研究。從本書的前言可知，他沒能取得市政府單位的協助，難以促進市民的體適能與福祉。他想要瞭解健康城市概念的歷史，希望能夠藉此解釋這個困難的成因。城市超級使者也需要為城市建立健康標竿，並選擇恰當的成果以供審查。於是，他得先完成一項更全面的需求評估。

什麼是「健康城市？」

　　城市是個獨一無二的場所，其中幾乎囊括了所有其他場所。城市生活最大的誘因，便是都市化中多元的「推力」和「拉力」。這些力量把個體、家庭、社區驅離鄉村地區，剝奪他們傳統的生活方式，以新的工作機會與社區發展把他們拉到市區（de Leeuw, 2009）。城市是個複雜的場所，市政單位必須在大量不同部門的利害關係人之間取得平衡，

　　因此對於場所的控制，通常政府單位的影響力頗小。這可能導致健康決定因素無法處理，進而引發健康不公平（Marmot等人，2008）。其實，這個現象也說明為何健康城市計畫（HCP）相關的公眾領域書籍甚少；健康城市計畫可是在20餘年前，便已在學術圈提出並受到積極討論（de Leeuw和Skovgarard，2005）。生物醫學界入的成效證據等級，較社會政治介入為高，近端健康決定因子的等級也高於遠端因子。這解釋了為何HCP成效相關證據如此匱乏。

　　因為這複雜的因素，若要打造正向的改變、評估此一改變並將之運用於特定介入，將會變得更加困難。不僅如此，城市通常都擁有悠久的歷史，不會快速、輕易地改變。創造更加健康的城市甚具挑戰性，不是膽小、尋求立即性的好處或個人利益的人能夠做到。只有極為優秀的人才能為城市帶來重大的改變，但這並不常發生。

那麼，什麼是健康城市呢？

健康城市能夠持續創造並促進物理、社會環境，以及拓展社區資源，讓民眾在生活中處處相互扶持，並發展個人最高潛能。（Ashton, 1992）

健康城市模型應透過活動（政策、方案、專案計畫等）創造一條途徑，連結城市不可或缺的事物（領導、願景和策略、架構和過程、網絡等），以對城市的健康決定因素、生活方式與健康成果「做出改變」。本章節將說明健康城市模型的歷史，講述過去的經驗以描繪健康城市的演變。本章也將描述評估健康城市的框架。這次討論之後，將直接進入第三章和第四章的個案研究，探討亞太地區已都市化的城市中，HCP的近況究竟如何。

健康城市概念的演變

19世紀發生工業革命，都市化也隨之快速興起，此後HCP便即誕生。當時，工業化與都市化發展紊亂，導致了「亂七八糟」、令人不適的健康結果。時人為收拾善後，便推出了HCP相關計畫。由於市民和環境健康不佳，全球的城市健康皆嚴重下滑。舉例來說，在1845年，Engel這般描述曼徹斯特地區的厄爾克河（River Irk）

狹窄、有如黑炭又臭味撲鼻的河流……，若是天氣乾燥，徒留一長條又黑又綠、濕滑黏糊的小塘，極度令人作嘔……，河底不斷冒泡，充滿瘴氣、散發惡臭，即使站在距河面40或50英尺的橋上，依然令人難以忍受。

英國政府於1843年成立市鎮健康委員會（Health in Towns Commission），而現代公共健康之「父」Edwin Chadwick受命擔任委員會祕書。委員會的成立形成「衛生的概念」，也促成必要的公共健康措施，如住房標準、污水系統、衛生法規、良好的公用水供應等。民眾很快便意識到，公共健康與城市規劃議題之間的關聯頗深。作為應對，市鎮健康協會於1844年成立，分會迅速遍布英國各大城市。如Ashton（1992）所言：

市鎮健康協會極力推行衛生觀念，並將之引入決策當中，很快就對英國的公共健康造成極大的影響。

到了1876年，Benjamin Ward Richardson醫師提出健康城市的願景：「許癸厄亞（Hygeia）」，時至今日仍然有所影響。在許癸厄亞中，他看見一個城市，擁有十萬人口，居住密度為每英畝五間房，沒有高於六十英尺的大樓。這個虛構的城市裡，鐵路在高速公路之下運行，甚至還有地鐵系統。道路邊種滿了樹木，公園、花園處處皆是，街道亦透過下水道排水。許癸厄亞的房屋照明充足、通風良好，由磚瓦建造而成，環境無菸，屋頂上還有花園，冷熱水皆有供應，還使用垃圾滑槽和污水總管（Richardson, 1876）。Richardson把這個願景帶到加拿大，而他也對當地的城市規劃產生重大影響。經過他的努力，城市規劃與公共健康的關係更加緊密了。後來，健康城市的概念推廣至工業世界的各個角落。然而，由於醫療模式的影響漸鉅、公共健康遭到邊緣化，公共健康、城市規劃與市政管理之間失去了連結。

不過，倒不是所有的連結都消失了。1984年，由美國加利福尼亞大學柏克萊分校的公共健康與城市規劃教授Len Duhl領銜，在加拿大和歐洲不斷努力，重新建立了這些連結。許多工作內容均在「Healthy Toronto 2000」工作坊呈現（Duhl, 1986, 1996; Hancock, 1988; Toronto Health Department, 1988; Tsouros, 1993）。該工作坊是多倫多「超越醫療保健」研討會的一部分，也是第一個以健康公共政策為主題的國際研討會（Last, 1985）。那時，新任WHO歐洲區健康推廣主任Ilona Kickbusch領導這場工作坊，並在1986年早期推行健康城市專案計畫（Ashton和Kickbusch，1986）。同年，誠如第一章所述，健康場所計畫成了渥太華憲章之中，甚為重要的健康促進相關事務（WHO, 1986）。2016年十一月，第九屆健康促進國際研討會於上海召開。來自各式各樣不同城市的市長於會中承諾，將致力於健康城市的發展（WHO, 2017）。這些城市領導人在上海發表政治承諾；更重要的是，聯合國於基多推行**新城市議程**時，他們再次做出了承諾（UN Habitat III, 2016），而這些承諾和已落實的健康城市價值系統協作良好（de Leeuw, 2017a; Tsouros, 2013）。因此，健康城市概念的現代史自1980年代開始演進（de Leeuw，2017b；Hancock和Duhl，1986），新的認證與關鍵角色出現，城市本身也持續發展。

如何取得健康城市資格？

如欲成為健康城市，城市應致力發展「十一項品質」（de Leeuw, 2017a）。「十一項品質」以既有品質和門檻為基礎（WHO, 1997a; Tsouros, 1993），與聯合國2020持續發展議程相映（UN, 2015）。這些品質包含：

- 乾淨、安全、高品質的物理環境（包括品質良好的住房）。

- 一個當下穩定，且能夠長期保持的生態系統。

- 強健、相互扶持、未受剝削的社區。

- 一個足以影響個人生活、健康與福祉的決策中，公眾高度參與且擁有高度掌控權。

- 能夠滿足城市所有人的基礎需求（飲食、水、遮蔽所、收入、安全、工作）。

- 能夠取得廣泛、多樣的經驗和資源，可能促成多種接觸、互動和溝通。

- 多元、充滿活力、創新的城市經濟。

- 與過去、文化與生物繼承、其他群體和個體均有連結。

- 一個能夠與上述參數和市民行為共存，乃至進行強化的城市型態。

- 全民皆能使用公共健康與疾病照護服務，且成效達到最高層級。

- 高度健康狀態（同時具有高度正向的健康狀態和低疾病狀態）。

誰是關鍵角色？

下列為健康城市中最不可或缺的人和群體：

- 社區成員

- 當地、省級、州級、中央政治人物

- 不同部門的政府服務提供者（如健康、福利、交通、治安、公共住宅管理單位）

- 社區服務提供者

- 非政府組織（NGOs）

- 社區本位組織

- 私人企業的利益

- ·消費者群體

- ·當地政府單位

- ·省級和州級政府單位

- ·相關中央政府單位

- ·道德群體

- ·社區媒體

- ·教育機構

持續發展

歐洲地區的發展

　　雖然18世紀的都市化造成世界許多群體健康惡化，一旦成功建立健康的生活環境，現代都市化便可與多項健康益處結合。確實，在日本、新加坡、荷蘭、瑞典等高度都市化的國家，過去50年的死亡率和發病率均顯著改善（Kirdar, 1997）。有了支持性的政治架構，並適當運用經濟資源，打造健康的都市生活環境並非不可能（Galea和Vlahov，2005）。北歐國家以民主和健全、公平的政策為基礎建立社會系統，並以此取得極佳的社會和健康成就（Kirdar, 1997; Kjellstrom et ah, 2007）。因此，健康城市自1986年推行以來，在歐洲地區的試驗（Tsouros，1991；Wilding等人，2017）既有輝煌的時期，也有飽受冷漠之時（de Leeuw和Simos，2017）。

　　WHO歐洲區推廣HCP，藉由政治承諾、制度改變、能力塑造、夥伴關係取向規劃、專案計畫創新等過程，讓當地政府參與健康發展。HCP推廣全面、系統性的政策和規劃，特別重視健康不平等和都市貧窮、弱勢族群的需求、管理單位的參與，以及社會、經濟、環境的健康決定因素。HCP也致力將健康考量引入經濟、恢復與城市發展過程。現在，歐洲已建立強大的網絡，橫跨30個國家、超過1200個城市都在發展健康城市。這個計畫於1987年首次推出，其中包含六個階段。第一階段和第二階段規劃、發展城市政策和概覽，接著於第三階段發展創新、永續和主題（WHO, I997e; Hall et ah, 2009）。第四階段於2003至2008年間實施（WHO, 2003），各城市皆圍繞三大核心主題：健康老化、健康都市規劃與健康影響評估。除此之外，所有參與的城市皆注重身體活動和積極生活的課題。第五階段的核心主題（2009年至2013年）（WHO，2009b）是所有當地政策中的健康與健康公平。「所有政策面向的健康工程」概念的基礎，是認知到群體健康並不只是健康部門活動的產物，而是大受健康部門之上的政策和行動影響。第六階段（2014年至2018年）向城市提供支持，加強城市的能力，聯合主要利害關係人，為健康與福祉共同合作。除此之外還掌握領導、創新、改變，並強化解決當地公共健康問題的潛能（WHO，2013b）。「Health 2020」（新的歐洲健康政策框架）有兩個策略性的目的：（1）改善全民健康與減少健康不平等，和（2）促進管理單位的領導能力和健康參與。健康城市概覽的概念以及跨部門的城市健康發展計畫仍然有效，且在第六階段，兩者皆會進行改動，以配合更廣泛的WHO歐洲健康城市目標。

歐洲的市長和民間領袖是健康城市網絡的一員，承諾推廣健康、預防疾病和殘疾，並針對民間的不平等採取系統性的行動（WHO, 2018）。他們將扮演市民健康的擁護者和監護人。

亞太地區的發展

健康城市網絡已遍布WHO六大區域，包括西太平洋地區（WPRO），以及該地區許多發展中的巨型城市。健康城市聯盟（AFHC）於2003年成立，初始成員僅10個城市，到了著作本書之時，已經增加到160多個。2010年，AFHC發表了無所不在的健康城市－江南宣言（Box 2.1）。該宣言強調縮減健康不平等，並承諾透過健康城市的成果，達成WHO的千禧年發展目標。宣言中也說明市長提倡健康城市的重要性，闡述市長在面對公共健康危機、健康不平等議題、健康資訊系統改良，以及更多細部的健康成果評估中所扮演的角色。無所不在的健康城市是個創新的體現，也代表公共健康挑戰當前，城市已經準備做出改變。這和第五、六階段的歐洲健康城市運動類似。

以韓國為例，該計畫成長之快速，在2010年已有53座城市加入AFHC。韓國的健康城市以一項專案模組為基礎，由自治區領導，並由健康促進基金會出資贊助（Nam與Engelhardt，2007）。政府準備執行健康影響評估，以推動實證本位的健康城市計畫（Yoo等人，2007；Moon等人，2014）。韓國的健康促進技能圖顯示了起步的決心，但下一步需要的是能夠深入洞察的計畫，以顯示挑戰所在之處、須注意的地區，尤其是「減速帶」、「工地」、「雷達陷阱」和「單行道」等。要畫出這樣的地圖，方法結合是必不可少。

BOX 2.1：無所不在的健康城市——江南宣言
（Gangnam Declaration for Ubiquitous Healthy Cities）

　　2010年10月26至29日，健康城市聯盟（AFHC）第四屆國際研討會於大韓民國首爾市江南區舉辦，共2,700人參加，分別來自16個國家，其中包含50位市長或代表人。AFHC的成員針對發展「無所不在的健康城市」的策略提出經驗與觀點，並宣布下列事項：
- 建立「無所不在的健康城市」並不只是單純實施E化醫療保健，也須在力能所及的範圍內，盡可能將健康資訊、活動和基礎醫療保健服務普及化，對所有市民開放。
- 我們在此提議，以資訊與傳播科技為解決方案，處理社會中逐漸浮現的傳統健康議題。這些方案包含：
  - 提供社會中的健康決定因素相關資訊並將之普及化，讓市民能夠加強管控，強化健康相關能力。
  - 促進健康支持環境與資訊，減少健康不公平與數位落差。
  - 讓人民更容易取得醫療保健服務，並改善醫療保健服務的品質，尤其注重弱勢族群與老年人口的預防性醫療保健服務。
  - 建立系統性資料庫以管理健康資料，包括反映健康決定因素的數據，以及有效的緊急醫療保健系統。
- 我們將透過健康城市框架，讓各個城市做足準備，以面對逐漸增長的健康危機，並分享我們的共同經驗，擴張健康城市運動。

　　我們身為城市、市鎮、社區、私人公司、非政府組織的領導人，也是教育學術圈的一份子。我們重申打造健康城市的諾言，也攜手做出以下承諾：
- 拓展資訊與傳播科技，推動社會、環境與經濟專案計畫，並發展當地基礎設施以建立更健康的城市。
- 推動有效、可負擔的醫療保健科技，減少健康不公平。
- 透過分享打造「無所不在的健康城市」的經驗，鼓勵相互學習。
- 支持健康城市的成果，協助達成千禧年發展目標。
- 推廣環境永續運輸設施，增加相關的交通選擇，盡可能減少汙染，降低對公共健康的影響。
- 使用SPIRIT框架全面審查HCP。

透過江南宣言，成員說明使用SPIRIT框架的計畫，以此對健康城市進行評估，並審查發展健康城市所使用的專案計畫（Lee, 2010a）。AFHC推行城市的評鑑方案與健康城市獎之餘，也開始發展SPIRIT框架（Lee, 2004a）。許多研究皆採用該框架評估HCP。例如，Nam等人（2010）以SPIRIT框架審查原州健康城市專案計畫，點出許多問題與挑戰，並根據健康城市專案計畫的思想和策略提出改善方法。SPIRIT框架是一項工具，用於創造更詳細的地圖，描繪出成為健康城市所需付出的努力。對於原州及其他健康城市專案計畫而言，這包括增加主要利害關係人的參與度，且這比其餘事項更加重要（Nam等人，2010；Lee，2010b；Lee，2019a）。有關SPIRIT框架相關事項，以及如何將該框架作為評估工具使用，將在下一章做更詳細的探討。

結合電子化醫療保健與健康城市發展，便能看出居民如何得益於都市化。由於都市化，居民不僅更容易取得醫療保健服務，也更方便得知社會中的健康決定因素相關資訊。強健的資訊科技系統能夠減少健康不公平，因此得以強化處理非預期健康危機以及緊急狀況的能力，並更快速地取得各部門的回應，以面對民眾的健康需求。智慧醫療不僅能夠監督民眾的健康狀態，也能監控社區裡的決定因素。整體而言，科技系統與智慧醫療帶來的發展和資訊，能夠為城市健康進行更全面的評估。數據、證據及智慧醫療的先進技術終將提供黏著劑，結合複雜的都市健康系統（Elsey等人，2019）。

第六屆AFHC國際研討會於2014年在香港舉辦，核心主題為「所有政策面向的健康工程」。共800多位代表出席會議，分別來自18個國家。會中共計提出273項草案，獲得巨大的回響，可見各地區堅定支持健康城市的持續發展，建立社區的韌性以面對未來挑戰，以保護並促進人民的健康與福祉。為人民提供公平的健康、社會正義、社會融合，加強社會資本、生態永續、打造支持性環境、整合醫療設施以及發展健康技巧，已逐漸成為健康城市持續發展的主要課題。香港健康城市宣言（BOX 2.2）主張在健康城市概念的基礎上，支持良好的城市治理。如此一來，市民能夠輕鬆獲得城市生活所需，如適當的住所、保障終身職位、安全的水和食物、安全衛生的環境、健康促進與防護服務、教育、均衡的營養、社會安全與自由移動。

香港宣言強調了處理健康議題的重要性，如人口老化、NCD逐漸流行、傳染性疾病再度興起、自然災害等。透過「所有政策面向的健康工程」概念，香港宣言已經做好準備，進行良好的城市治理。香港宣言也鼓勵推動其餘健康場所，將健康城市模型作為核心架構使用。

以健康城市模型處理都市化的挑戰

現今大眾生活的社會中，生態與社會經濟危機和獨立化現象均不斷攀升（Kjellstrom 等人，2007）。即使在經濟發展良好的亞洲社會，健康不平等仍然存在（Lee等人，2015a）。在中低收入國家維持城市健康的品質甚具挑戰性，且高達十億人口居於貧民窟和非正式住區，如欲處理這些人口的健康問題，面對的挑戰更是沉重。WHO健康問題社會決定因素委員會的報告中，明確強調了上述議題（Kjellstrom等人，2007）。城市環境知識網路委員會的報告中，亦再次強調此一重點（Kjellstrom等人，2007）。都市化將人民暴露於特定風險中，決策者與健康場所擁護者對此應有所瞭解。在報告中，委員會針對知識網路提出的主要建議為：

· 建立社會凝聚力。

· 促進健康環境。

· 實施全民普及化的基層醫療保健。

· 以健康場所作為運輸媒介。

· 主動協調城市規劃與良好的城市治理。

BOX 2.2：香港健康城市宣言：所有政策面向的健康工程

第六屆AFHC全球會議於2014年10月29日至11月1日召開，會員聚集在香港西貢區開會地點慶祝AFHC的十年歷程，並且深入討論建構和平城市與社區的願景：所有市民生活和睦融洽，促進及保護所有場所的健康，同時享受最高生活品質與健康公平。與會代表分享各自在內容廣泛的「所有政策面向的健康工程」總體框架下，促進和宣導深層健康城市發展方面的經驗。在面對人口持續老化、新興非傳染性疾病（NCD）流行，以及在處理傳染性疾病與公共健康危機復發問題方面日益增加的挑戰等議題下，主題演講與分組會議簡報以及口頭報告和海報展示建立動態且充滿生氣的平台，從而制定策略，一方面透過城市發展和治理實現最理想的市民健康狀態，同時又能滿足當地民眾的健康需求。

我們（也就是城市、社區、NGO、學術機構、職業組織、產業和社區支援團體的領袖們）對健康城市計畫信誓旦旦，堅定支持永續城市發展及促進市民的健康與福祉。在會議結束時，我們透過跨部門、學科、文化、國界與意識形態等參與式和夥伴式方法達成行動決議與承諾，並呼籲對以下最優先事項採取行動：

- 以「所有政策面向的健康工程」和「健康公平」為城市治理的關鍵要素，從而加強城市發展策略。
- 透過健康場所計畫處理決定性因素及鼓勵採取預防性措施，從而自早期源頭著手預防疾病。
- 發展年齡友善城市，確保所有市民都能因改變而受益。
- 透過健康場所計畫培養社區對公共健康緊急事件的準備與應變韌性。
- 將健康服務重新導引至預防關懷和社區模式，從而改善健康不公平及加強可及性。
- 將健康城市的概念視為城市發展的核心價值，以維護社會正義、建立社會資本及實現社會融合。

我們另外還決議堅守先前會議中的宣言，持續推動發展健康城市，並致力於以下作為：

- 為全體市民打造具有永續生態支持環境、高水準安全與保障，以及無障礙空間的城市。
- 投資相關研究，致力發展建立在實證基礎上的健康城市發展實務、和有效的成果評量指標。
- 以健康城市發展為其他健康場所（例如健康促進學校、健康促進職場、健康村、健康促進醫院、健康促進醫療保健組織及健康促進大學）倡議的總體框架，以期在健康領域創造協同效果。
- 跳脫健康與社會部門，將健康城市的概念納入其他城市規劃發展相關領域。

所有與會代表都相信，良好的城市治理與決策應建立在健康城市概念的基礎上。

WHO/WPRO（2011）有份標題為「健康的都市化：西太平洋地區據以增加和擴展健康城市的區域性框架2011-2015」（Healthy urbanisation:Regional framework for scaling up and expanding Healthy Cities in the Western Pacific 2011-2015），以數個工作小組於2009和2010年間的多次會議為依據，確立以下實現健康的都市化不可或缺的關鍵領域：

- 授權個人與社區

- 所有部門的參與

- 環境永續

- 能源效率

- 建立在公平基礎上的健康制度

・消除都市極貧

・表達文化多元性與精神價值

・實施安全與保障

由此可知，全球健康城市運動為二十一世紀社會與經濟主流發展的推動力，並以社會公正為核心。健康城市計畫提供處理健康不平等的工具，而造成不平等的原因不僅在於經濟上的貧困，還包括缺少機會、能力與保障。Elsey等人（2019）探討都市化的重大挑戰，特別是在低收入國家。這些挑戰包括如何回應日趨嚴重的NCD及涵蓋範圍更廣的健康決定因素。作者們建議透過加強都市健康治理實現多部門回應、提供容易取得的高品質基礎醫療保健，並避免服務提供者多元化。作者們還建議第二章健康城市的概念與評估框架超脫於健康部門之外，推行以多部門途徑為核心的都市健康制度模式，並主張以參與式決策吸引都市居民。

健康城市評估框架

健康城市計畫有效性的批判性分析

健康城市計畫（HCP）的基調在於假設可透過改善特定社會、文化和經濟條件改變人類行為，從而改善健康。這個基調涉及個人和環境健康的改進倡議，並將健康視為社區發展不可分割的一部分。對目前文獻所做的批判性分析特別指出，政治承諾與政策發展；更多利害關係部門參與；連結都市環境與都市發展；授權社區發展；處理不公平、貧窮、保障與安全；利害關係人互動；加強交流；及維護和有效利用社區資源建造永續健康城市的重要性（Baum，2003；Capello，2000；de Leeuw，1993，1999，2000，2017c；de Leeuw與Skovgaard，2005；de Leeuw與Simos，2017；Frank等人，2003；Goumans與Springett，1997；Hall等人，2009；Smedley與Syme，2000；Takano等人，2002a；Tokano等人，2002b；Tsouros與Draper，1993；Tsouros，2000）。綠色地帶的可及性，也被認為會直接影響上海和東京等亞洲百萬人口以上城市年長市民的健康（Takano等人，2000a，2000b）。

評量等定城市的HCP是否成功時，最重要的考量事項為該城市在政治上是否承諾改善居民健康，以及是否願意為了達到目標而制定政策、建立組織結構及規劃合作流程（de Leeuw等人，2015；de Leeuw，2017c；Baum，2014；Lee，2019a）。健康城市的概念涉及過程而非成果。因此，健康城市未必是達到特定健康水準的城市，而是意識到健康，並且努力改善健康。表2.1說明不同城市使用的評量工具。

各城市的複雜性及其城市治理的層次與範圍，因社會政治條件與治理安排的不同而變得更加複雜，而這些差異業已根深蒂固地存在於社會、文化和政治史之中（Kickbusch與Gleicher，2014）。

表2.1：健康城市的評估方法

作者	專案概述	評估類別
Werna與 Harpham （1996）	對孟加拉吉大港的HCP，依當地和國際指標進行過程評估	1. 與47位主要行動者進行一系列深入的開放式訪談 2. 拜訪和開會過程中觀察各行動者 3. 與行動者和市民進行非正式對談
Boonekamp 等人（1999）	對西班牙瓦倫西亞社區健康城市網（Valencian Community Health Cities Network）上98座城市中的13座城市進行過程評估	半結構式訪談，其內容包括涉及以下議題的問題： 1. 健康概念 2. 地方政府對其促進市民健康所扮演的角色有何認知，以及可能的促進方法 3. 社區在健康相關市政政策中扮演的角色 4. 地方政府各部門進行跨部門合作時的策略性機會與難處
Burton （1999）	孟加拉兩件HCP的利害關係人分析	1. 檢視專案計畫與評估文件 2. 與21位利害關係人進行半結構式訪談 3. 與62位參與者進行結構式訪談（以問卷調查形式） 4. 兩場焦點團體會議
Donchin等人 （2006）	以色列HCP網路過程評估	以開放式和封閉式問題，對六個領域進行問卷調查： 1. 健康促進計畫與城市活動 2. 旨在改善不平等的城市政策 3. HCP管理 4. 社區參與 5. 跨部門夥伴關係 6. 環境保護 每個面向都有多個元素並按排名評分系統評量

作者	專案概述	評估類別
Webster與 McCarthy（1997）	檢視歐洲WHO提供的國際HCP指標	在以下領域使用32個指標 1. 健康指標 2. 健康服務指標 3. 環境指標 4. 社會經濟指標
Baum與 Cooke（1992）；Baum（1993）Baum等人（2006）	澳大利亞諾阿倫加（Noarlunga）HCP試行計畫過程與成果評估	1. 主要知情者訪談（面對面） 2. 委員會成員會議出席率稽核 3. 主要團體問卷調查 ・管理與參考委員會成員 ・地方健康與教育工作者 ・地方社區 4. 地方媒體分析 5. 專案計畫額外資源的文件紀錄 6. 研究團隊成員持續監督專案計畫

因此，須使用相應的評估方法，瞭解HCP的脈絡和影響（de Leeuw，2015）。除了使用反映實施成果的指標外，評估方法須能判定社區如何參與、不同的利害關係人如何合作，以及如何管理HCP。事實上，評估方法不只使用量化數據，更充分利用透過焦點團體、訪談、觀察和檢閱文件等途徑收集到的質化數據。

表2.1概略說明各種評估方法這些方法已證明能協助城市依據主要利害關係人的需求行事，並在社區層級改變政策和服務滿足民眾的需求。Werna與Harpham（1996）、Boonekamp等人（1999）、Burton（1999）及Donchin等人（2006）使用的過程評估法著重透過訪談、焦點團體會議、觀察、非正式對談和開放式問題自主要利害關係人收集的質化數據。這些研究除了檢視城市的健康城市管理政策外，還調查地方政府在促進市民健康、社區參與和跨部門夥伴關係方面的認知度。在澳大利亞諾阿倫加試行計畫的過程與成果評估過程中，除了使用問卷調查、檢閱文件和訪談方法外，還評估相關政策的變更及主要利害關係人的認知度，包括地方公共服務、跨部門合作與社區參與（Baum, 1993）。歐洲WHO提供的國際指標，包含社會經濟指標（Webster與McCarthy，1997）。

在澳大利亞諾阿倫加實施HCP所做的努力已記錄於文件以反映其成功歷程：以環境健康需求評估作為開始，並以建構更安全的社區為基礎設施的興建方向（Baum,

2003）。Eriksson（2000）的方法基於不同的理論框架區分四個世代「預防專案計畫」（I. 臨床；II. 生物流行病學；III. 社會流行病學；IV. 環境與政策導向）。如果我們採用這個方法，則可評量介入對健康決定因素的影響，其涵蓋範圍超脫個人而及於社區，而且更著重於社會與環境因素。Birckmayer與Weiss（2000）基於理論所做的評估要求研究人員解釋成果，而非只配合Eriksson評估法（著重於社會流行病學、環境及政策）提出證據。健康指標能反映健康決定因素、健康信念、態度及社會規範、組織的健康能力及健康政策，全面介入健康促進活動對這些指標具有更長久的影響作用，這已是一般公認的現象（Smedley與Syme，2000；IUHPE，2000a；IUHPE，2000b）。

為了更清楚地瞭解健康城市發展，須跳脫傳統評估框架進行思考。如此才能探究相關城市未來社會政治與文化發展的根基。雖然每項HCP皆應決定其短、中、長期評估需求，以及如何在眾多利害關係人之間達成共識（O'Neill與Simard，2006），但如果評估框架的核心在於推動健康城市發展過程的因素，則可列出一份通用指標清單。

個案研究「洛根市」

從社會政治、環境和政策的觀點來看，城市的多元需求總是能與處理健康決定因素扯上關係。例如，Brighton與Hove的第四期研究證明，將全面監督與評估系統搭配適切指標使用會帶來好處，且能以此方式鑑別HCP的主要推動力量與阻礙（Hall等人，2009）。這篇論文不僅為評估HCP的複雜性提供好的開始，還提出一些足以反映利害關係人需求的重要發現，是一篇值得推薦的文章（de Leeuw, 2009）。澳大利亞洛根市的HCP採用的評估方法內含範圍更廣的成果指標（BOX 2.3）（Davey, 2010）。

洛根市健康計畫的評估內容包含健康服務差距分析、都市更新倡議，及社區能力（例如支持地方活動、社會正義網絡，及執行各種專案計畫）。該計畫的評估框架採用一種混合方法，包括訪談與焦點團體、文件分析，及活動狀況分析。另外還考量能力培養，以及洛根市在國內和國際公共健康領域日益增加的領袖形象。洛根市憑其理想的條件制定了一份整合各部門策略方案的「社區計畫」，這也是昆士蘭地方政府法的一項強制性要求。洛根市的HCP使該市有能力強化其城市治理與管理。

BOX 2.3：2003-2008洛根市公共健康計畫（Logan Public Health Plan）評估
（資料來源：Davey, 2010）

　　2003-2008洛根市公共健康計畫（LPHP）係為期五年的社區性策略健康行動計畫，該計畫的評估結果促進了2010-2020新健康城市計畫之推動。

混合評估法
・LPHP之制定、執行、流程與管理分析；
・LPHP諮詢及執行（A&I）委員會會議暨初步焦點團體工作坊；
・LPHP相關文件分析；
・與關鍵LPHPA & I委員會成員的一對一訪談；
・LPHP落實情形分析；和
・其他健康規劃模式對照。

關鍵議題與結果
・公共健康與生活方式之相關結果
　健康服務相關結果：慢性病防治與管理之檢視框架、健康服務差距之分析，以及GP、多元文化健康、難民、青少年、自我管理、綜合保健、自然健康、口腔衛生、氣喘、糖尿病和其他健康相關支援服務之整合。
　可負擔之適宜住宅相關結果：都市更新倡議、緊急住宅需求評估、所有公共住宅單位之紗窗安裝。
　社區能力相關結果：地方活動支援（例如多元文化與原住民健康展）、為社會正義和健康不公平相關電子報所建立之傳播網路、災難管理教育與意識倡議。
・洛根市健康飲食娛樂與生活計畫（Eat, Play, Live Well Logan Program）之資金取得與推動
・社區醫療尖銳物管理計畫
・飲水加氟團隊之組成與飲水加氟之推行
・與昆士蘭衛生局合作制定之「疫苗接種藍圖」
・整合之蚊蟲、動物、廢棄物與妨害管理倡議
・洛根市健康生活計畫
・社會基礎建設倡議
・學校健康檢查與教育策略，以及其他健康校園專案（例如口腔衛生、營養、運動方面）
・社區與產業對食安管理倡議之重視
・傳染性疾病防治倡議（例如C型肝炎）
・青少年支援計畫
・針對環境健康之立法改革的積極倡導與促進

執行過程與成果

　　「健康吃、活躍動」（Eat Well be Active）、社區更新、洛根市健康飲食娛樂與生活計畫、醫療尖銳物管理等各式專案，均透過LPHP獲得了充裕的資金。執行的成果包括建立將公共健康之規劃與實務支援概念化的框架、強化能力建構、提升洛根市領導地方、國家及國際公共健康領域的影響力，並取得WHO和AFHC獎項、為都市舉債籌資以推行公共健康倡議、促進與利害關係人的交流、建構記錄實際行動所需的通報框架、規劃對利害關係人溝通具影響力的策略方案等。

重要性與建議

　　就提升洛根市健康與福祉方面，LPHP提供了穩固的平台，而對關鍵利害關係人來說，健康城市規劃之承諾亦持續實行中。洛根市議會已做好適當準備，以透過制定新的健康城市計畫促進公共健康的結果；新健康城市計畫係為期十年的長期策略性願景計畫，透過此計畫將識別目前與未來的倡議，並肯定所有相關利害關係人之貢獻與能力。自然環境與永續議題、公共健康和環境健康之間的固有關係會不斷演變，因此，該未來健康城市計畫應適用於新興的關鍵議題。該市議會正在整合數個部門的策略方案，以搭配昆士蘭目前的強制性「社區計畫」制定社區參與策略。

健康城市的未來監督與評估

　　健康城市運動未來會遇到雙重挑戰：如果維護自己獨特的觀點與貢獻，以及如何與其他活動搭配運作，包括處理都市生活中足以影響居民健康之其他相關面向的運動和網路。已有相當多的學術與專業文獻支持此概念，這些文獻不僅提供有益的實務建議與工具，還提供一些證明具有成效的證據。

　　圖2.1以衛生教育診斷評價模式為基礎，提供用於制定城市健康概覽和評量成果的模型（Green與Kreuter，2005）。可用此模型持續監督和評估健康城市規劃與發展，參與都市發展和改善的主要利害關係人也可使用相關數據。從公共健康和都市計畫的觀點來看，這麼做有助於持續改善品質。在評量輸入、過程和某些影響元素（將在第三章討論）方面，該模型還反映SPIRIT模型的框架。

圖2.1：發展城市健康概覽與成果評量簡圖──以衛生教育診斷評價模式為基礎

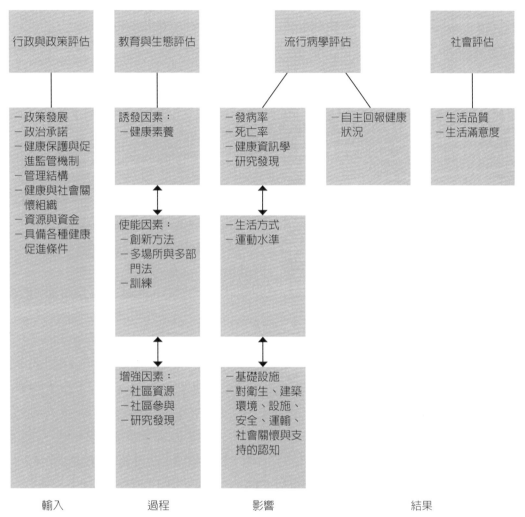

資料來源：Green與Kreuter，2005；作者

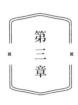

第三章

SPIRIT框架與城市健康概覽：概念與個案研究

李大拔（Albert Lee）

瞭解健康城市的相關歷史與發展健康城市須具備的條件後，城市超級使者建議市長制定健康城市發展框架，以消除有關當地居民體適能與整體福祉方面的顧慮，包括未來須透過跨部門合作處理的健康議題。在參考歐洲與亞太地區的經驗文獻後，城市超級使者更建議市長採用健康城市概念，並領導各界支持健康城市的公民領袖共同消除健康不平等，並促使各利害關係人提高對「健康治理」的參與度。至此，城市超級使者對健康城市理論面向已有更深入的瞭解，但除此之外，他還應瞭解如何將理論化為實際行動，特別包括深入瞭解SPIRIT模型在亞太地區的應用，以及如何建立城市健康概覽。

SPIRIT框架

健康城市的概念建立在如何透過改善某些社會、文化與經濟條件強化健康的理論基礎上，改善方式包括改變人類行為、施行個人與環境健康倡議，以及推廣健康為社區結構必要部分的觀念。SPIRIT框架已將健康城市的多元需求納入考量，故被推薦為健康城市獎（AFHC健康城市聯盟頒發的獎項）的一項評分工具。AFHC於2004年10月召開的大會中通過SPIRIT框架，並付諸實施（Lee, 2004a, 2010a, 2010b）。SPIRIT為首字母縮略字，每個元素所產生的正面成果，皆反映健康城市的成功面。

場所計畫（S）、永續（S）

整合基本場所的活動可視為全面發展健康城市計畫的切入點。健康場所計畫有助於針對特定場所採取複雜、但適合的介入行動，可說是建立支持性環境的有效方法。

建立能確保政治承諾、健康的公共政策、跨部門合作、社區參與、資訊共享與資源安全的機制，對永續至關重要。Bloch等人（2014）提出「超級場所計畫」（Super-setting Approach）。此計畫充分運用當地社區多元珍貴的資訊、強化社群互動與地方所有權，並藉此推動改變。

政治承諾（P）、政策（P）、夥伴關係（P）

應制定書面政治聲明，且健康應隨時放在公共政策的議程上。必須知道的是，相較於健康，醫療保健通常具有較高的優先性，而前者根本排不上議程（Goumans與Springett，1997）。不應將健康城市計畫（HCP）視為主流活動的附帶計畫，而是應整合至主流結構中。健康的公共政策若能有效實施，可能會對某些既定利益和既有團體（許多都有很大的影響力）帶來威脅。因此，建立平衡時，不僅應考量當地政治家與行政部門的政治信譽與承諾，還應考量社區承諾（Delaney，1994；Boonekamp等人，1999；Naylor與Buck，2018）。例如，新制定的歐洲健康政策框架與策略，係以健康公平及以人為本的持續發展的核心價值。城市對諸多決定性因素具有重大影響作用，而政治承諾則是其中一項重要的作用方式（Tsouros, 2013）。英格蘭公共健康報告（2015）強調社區作為健康基石的地位，而英國國家健康與照顧卓越研究院（NICE）認可社區參與對促進健康的策略性意義。

資訊（I）、創新（I）

即然是健康城市，當然必須評量城市的「健康」程度。許多彼此交互作用而又影響市民健康的因素，可分為下四大類（Crown, 2003）：

· 健康促進活動（例如能協助市民選擇生活方式的計畫）；

· 健康服務（例如預防性治療、篩選與復健服務）；

· 社會關懷行動（例如強化社會融合、減少歧視，以及代間團結與尊重）；及

· 環境因素（包括物理與社會）。

可根據以上各類的健康決定因素，預測社區的健康。評估健康決定因素時，應同

時使用量化與質化資訊，包括一般人口統計、家庭教育、所得與家庭支出、就業與職業、地方經濟與產業、基礎設施、生活環境與環境衛生、住宅環境、環境品質、土地利用、都市化、社區活動、生活方式與健康行為、疾病預防活動、醫療保健與福利服務、文化價值，及休閒娛樂服務（Rydin等人，2012；Sirgy等人，2000；Lee,2009a）。建立健康概覽時，應突顯這些健康決定因素。HCP應以創新滿足公共需求與建立有助於改變的氛圍。另外還應建立概念共享機制及宣導最佳實務。計畫應根據當地公民社會的傳統，以及政府官員與當地社區的經驗與技能逐步成形。

資源（R）、研究（R）

證據是制定政策、合理決策、有效規劃、有效資源分配、明確的成果評估，以及確保城際經驗交流獲得豐碩成果的基礎；證據基礎是發展健康城市的必要條件（Takano, 2003）。由於健康城市專案計畫有助於鼓勵社區參與，且民眾對健康的瞭解，是能否成功實施健康城市計畫的一項重要因素，故須對健康風險認知以及最佳的社區諮詢途徑做深入的研究（Ogawa, 2002）。城市也須提供資源支持HCP。但須注意的是，跨領域健康倡議（包括健康城市計畫）是否證明，須進行更高端的發展及獲得相關成果。有些個案顯示，倡議可能不適合用於滿足邊緣團體的需求，而且最終可能導致使不平等情況更加惡化（Cole等人，2017）。因此，研究主導式資源分配是發展健康城市不可或缺的元素。

基礎設施（I）、跨部門（I）

城市必須將建立正式結構，將健康視為所有關鍵組織與部門主流活動的一部分，否則無法有效實施健康城市計畫（Goumans與Springett，1997；WHO，2002）。鑒於健康決定因素的複雜性，任何單一機構都難以處理所有議題。因此，跨部門合作將是健康城市的重要環節。Kang（2016）以韓國健康城市推動身體活動為例，完美地詮釋了跨部門合作的重要性。此外，Elsey等人（2019）提出以多部門途徑為核心的都市健康制度模式，並主張超脫於健康部門之外，尋求處理健康決定因素的辦法，同時認可健康服務提供者的多元性。

訓練（T）

發展及評估健康城市時，須考量培養社區能力的本意。因此，訓練是能否成功實施HCP的關鍵。

SPIRIT模型提供了一個框架。在此框架中，可採用綜合全面性公共健康辦法，讓政策、環境、社會議題、行為與生物醫學介入，都能找到各自應有的位置（Ashton，1992；Kang，2016；Naylor與Buck，2018；Tsouros，2013；WHO，2016；WHO，2018）。表3.1列有各領域需求概要。

表3.1：SPIRIT模型

場所計畫、永續	城市應特別強調不同場所的發展活動，例如學校、職場與市集，以促進及影響健康。**評估問題**：城市是否制定策略計畫，以確保持續發展？計畫是否正在策略夥伴關係的層級上，結合城市管理與規劃流程？所有利害關係人是否都同意城市中的主要健康與環境問題？城市是否保證由社區主導計畫？
政治承諾、政策、夥伴關係	城市政治領袖應公開承諾，會帶領城市朝著健康城市的目標邁進，並應發表書面政策聲明。**評估問題**：在公共政策中，是否賦予健康高優先性？城市是否邀請具備健康城市專業知識的利害關係人、專業人士和學者，共同制定健康的公共政策？是否制定有助於廣泛諮詢與定期檢討政策的機制？城市是否為了更好的健康與生活品質，而鼓勵社區參與都市發展？
資訊、創新	應提供以下資訊：（1）重要的城市健康問題與議題，（2）有關城市健康的經濟與社會決定因素分析，（3）有關城市醫療保健提供系統的關注事項，（4）特殊風險族群，（5）各方規劃的既有健康促進計畫，（6）社區的健康認知，及（7）城市醫療保健的水準與標準。**評估問題**：是否提供前述各領域的資訊？研究是否足以做成具有實用價值的結論？城市是否根據這些資訊制定全面性健康概覽？是否制定內含這些概覽的城市健康方案？城市是否已執行符合民眾需求的計畫？城市是否分享及採用最佳實務？
資源、研究	城市應充分掌握其目前與未來資源，以及如何在健康城市的發展過程中使用這些資訊。**評估問題**：是否為計畫提撥足夠的資源？是否已發展用以進行需求評估與成果評量的研究框架？城市是否已聘僱研究專家？

基礎設施、 跨部門	應成立指導委員會，負責計畫的整體管理與協調。應成立由各部門組成的技術或工作委員會，處理特定專案計畫。 **評估問題**：指導委員會是否包含所有部門與當地利害關係人的代表？委員會是否有足夠的專業人士？
訓練	訓練對象包括專業人士、行政人員、政策制定者、政治家和非專業人士。城市應鑑別能提供訓練的機構。 **評估問題**：是否提供不同層級的健康教育與促進訓練課程？各部門是否都提供這些訓練課程？利害關係人是否知道如何參加訓練？訓練是否有意義？

資料來源：作者。

健康城市得獎人聯盟個案研究

成就級別

　　AFHC頒發健康城市獎不僅是以此作為健康城市的評鑑方案，更藉此鼓勵分享各種有效的做法。該獎係以SPIRIT框架為評審標準。

　　相關成就可分為三級：優異的基礎設施、十足的發展動能，以及堅定的行動。每個獎項涵蓋的步驟係以各級別為依歸。

擁有優異基礎設施的健康城市（一級）

　　城市必須已為發展健康城市做好基礎工作，才能獲得一級獎項。城市必須：

(1) 在多個場所展現主動性，並以策略性計畫促進群體健康；

(2) 在政治上承諾制定健康的公共政策，並由各方利害關係人參與；

(3) 建立城市健康概覽，提撥用於滿足城市健康需求的資源，包括不同層級的訓練；

(4) 各部門皆已就優異基礎設施與支持建立基本布局；

(5) 已就相關過程奠定良好基礎，以協助城市發展成健康城市；

(6) 舉辦各種健康促進活動，加強當地市民的健康知識；及

(7) 強化健康服務。

這些步驟不僅為健康城市奠定基礎並打造所需的基礎設施，更是保證社區有能力建構健康環境和舉辦更多健康福祉促進活動的必要項目。

擁有十足發展動能的健康城市（二級）

第二級評鑑步驟更著重強化城市健康。城市已擁有優異的基礎設施與足夠的支持資源。在此獎項級別，城市必須：

(8)　展現其結合健康場所以改善健康的行動。

(9)　證明如何將政策付諸實施、以及城市如何利用其城市健康概覽；

(10) 證明當地領袖和利害關係人，如何參與城市基礎設施以推動健康城市發展；

(11) 提出新的倡議，除將社區成員納入其中外，更制定「弱勢」族群（例如新市民）協助計畫。

(12) 舉辦各種主題的研討會，讓市民有能力主導健康生活；制定政策及採取社區行動，確保維持效果；

(13) 建立一組群體健康綜合評量指標；

(14) 在支持健康環境方面已有進展；及

(15) 舉辦地方與國際論壇推廣健康城市概念。

完成這些步驟的城市，將擁有發展動能和十足的能量，並將提出許多新的倡議，建立有助於改善健康與福祉的支持性環境。城市將憑藉其完成的基礎設施與更強的發展動能，支持後續堅定行動步驟。

擁有堅定行動的健康城市（三級）

城市獎最高級別步驟涉及成功發展成通過評鑑的健康城市，以及將健康城市的概念推廣至整座城市。城市必須：

(16) 將健康城市概念完全融入城市規劃與發展，而成為其不可分割的一部分；

(17) 將資源分配給研發，包括與國內和國際其他城市的交流，將城市帶入國際領域；

(18) 確定當地政治家和領袖瞭解健康城市，對當地居民生活的重要性；

(19) 促進學術界和私部門專業團體的積極參與；

(20) 評量及採取措施保護其自然資本及永續生態系統，並為永續環境改善與生態保護投入資源（例如移出工業企業及移入第三級產業、停止或拒絕不利於環境的專案計畫，以及將工業集中在特定區域避免散置）；及

(21) 開始興建以農村為主要基地的生活區，推廣循環經濟概念，並結合濟經資源再生。

BOX 3.1簡單介紹以「擁有堅定行動的健康城市」，而獲得三級AFHC獎的三座城市。每座城市都已開始將健康納入所有政策，並對健康城市發展進行研究。此外，這三座城市皆有不同領域的利害關係人參與，而且擁有有效的行政結構。這些城市皆按SPIRIT框架評估。

創意發展

AFHC以不同成就級別的健康城市獎為基礎，對SPIRIT框架的特定要素做進一步的合理化處理，並推出「創意發展」獎，鼓勵制定即有創意又具創新意義的健康城市發展計畫，並採用以下額外級別作為標準：

(1)　相關性（也就是如何處理城市的特定需求）；

(2)　原創性與創新性（也就是如何對健康城市的實現提供助益）；及

(3)　影響性（也就是過程與作為如何對其他城市造成影響）。

卓越獎頒發給在滿足民眾特定需求方面，展現高度創新的健康城市專案計畫。這些計畫必須已經導致民眾心態產生變化。相關作為也須對其他城市產生影響，而且產生正面成果。此類別優等獎頒發給具有創新構想且未來發展潛力十足、但影響力可能僅限於初始階段的專案計畫。表3.2介紹近幾年創意發展獎的頒獎情況.獲獎城市已展現健康城市概念的影響力，且已納入第二章衛生教育診斷評價模式（Precede-Proceed Model）中的某些流行病學評估元素。

BOX 3.1：AFHC2016健康城市堅定行動成就獎
（資料來源：AFHC）

大韓民國首爾江南市
· 在城市政策中強調無障礙身體活動與福祉
· 推廣自行車和綠色成長，並根據碳里程計畫進行健康影響評估。
· 許多已頒布的地方法令，皆認為健康是制定地方政策的重要決定性因素。
· 制定相關倡議，主張社區參與預算規劃。
· 電子化政府領域的世界領先國
· 針對群體健康進行各項設計完善的研究調查，並使用各項用以反映市民福祉的社會指標
· 私部門和專業人士參與
· 積極參與國際健康城市發展，近期主持兩項國際會議和2010 AFHC大會
· 在江南市的行政結構中，設置健康城市小組

大韓民國晉州市
· 該市為各種城市健康計畫編列詳細預算
· 開發各種設計完善的工具，並在開始實施計畫後，用這些工具收集詳細的城市健康概覽與改善資訊。已展開長期持續發展。
· 該市與地方組織共同推動業務，並訂定各項能力標準
· 對訓練與健康城市計畫的後續發展，進行重大投資

日本尾張旭市
· 該市就SPIRIT的每個項目至少闡述一項個案研究，並指出如何充分展現健康城市計畫
· 鼓勵利害關係人參與，並制定研究、城市健康概覽發展、訓練及國際發展計畫
· 該市已證明將政策付諸行動
· 該市強調預防生活方式相關疾病、安全（包括虐待兒童）、市民對城市發展的看法（透過年度問卷調查），以及更廣泛的跨部門合作
· 已完成環境評估

表3.2：AFHC創意發展獎

獲獎城市與年度	重點與概述
香港特別行政區葵青區： 強化社區醫療保健** 2016	**優良健康系統** 「醫、福、社模式」（Medical-Welfare-Community Model）不僅填補了主流服務的空白，還能促進不同健康場所之間的協作，共同促進葵青區的健康。在處理傳染性和非傳染性疾病、心理健康及傷害三重負擔方面，此模式具有重大影響作用。城市健康計畫可整合至不同的場所，「醫、福、社模式」適用於整合後各場所的所有年齡層。葵青區之後又在其成功的基礎上，獲選為行政區健康發展計畫的第一個試點區。
台灣高雄健康海港城市協會： 老年人防跌計畫** 2016	**優良健康系統** 此計畫旨在預防社會老年人跌倒，其重點在於借助新科技建立優良系統，以確保更適合步性。這是健康城市應關注的新領域。
台灣屏東健康城市協會 （PDCA）* 2012	**評估** PDCA協助城市達成其量化與質化改善目標。所使用的模型可以是完善的學習與評估模型，城市後續應討論其概念性規劃模型如何帶領城市邁向成功。全面品質管理和PDAC計畫與改良後的健康指標之間，應有明確的連結。
日本尾張旭市* 2012	**預防非傳染性疾病** 健康旭計畫鼓勵健康評估與癌症篩檢。這項計畫具有完善的架構，尾張旭市藉由該計畫對成本效益進行初步分析，結果顯示能達到節約醫療成本的目的。其他城市可根據相關結果，實施類似的非傳染性疾病預防策略。
台南健康城市協會* 2012	**預防非傳染性疾病** 此計畫結合軟硬體倡議，具有創新性，且符合二十一世紀需求。建立體適能資料庫「運動與健康地圖」（Sport and Health Map）和成立體適能志工等做法，可作為其他城市／組織的借鏡。這項計畫提供改良版成果指標（也就是硬體建設和軟體建設），並顯示更多的身體活動與志工運動。
大韓民國江原道楊口郡* 2012	**預防非傳染性疾病** 對難治、盛行率高，而且明顯影響日常生活的慢性病症狀，「異位性皮膚炎村」（Atopic Dermatitis Village）的概念明確展現了管理上的突破，其結果不僅振奮人心，而且大有可為。
苗栗健康城市協會** 2012	**預防非傳染性疾病** 該協會進行跨部門協調，並將渥太華健康促進憲章（Ottawa Charter for Health Promotion）中的不同領域整合至個別場所。該計畫結構完善，其結果振奮人心。

獲獎城市與年度	重點與概述
中國張家港市* 2012	**健康公平** 張家港市因其「全國身心障礙人士復健模型」而獲得應有的榮耀。該市藉由擴大服務範圍，填補不利於身心障礙人士的健康不公平差距。
大韓民國釜山市釜山鎮區* 2012	**健康公平** 該市以健康改善創新計畫，處理開琴3洞貧困社區的健康議題。該計畫以社區診斷和當地夥伴關係為基礎，並充分利用地方資源。指標反映令人印象深刻的改善。
大韓民國江南市* 2012	**無所不在的城市** 該市強化其IT優勢，並進一步發展遠距健康服務，在身體活動、飲酒、體重管理及心理健康方面，皆獲得明顯的改善。
大韓民國光明市* 2012	**無所不在的城市** 其他城市以U-綜合控制中心（U-Integrated Control Centre）建立安全健康場所時，可將該市作為理想的典範；此中心可擴大成各種犯罪的預防中心。
大韓民國江東區公共健康中心* 2012	**優良健康系統（綜合模式）** 該計畫證明綜合性基層醫療保健的重要性與重大影響，並獲得改善健康和更加善用服務等結果。
澳大利亞洛根市* 2012	**災難準備** 該計畫執行老年人醫療災難管理方案（Aged Care Disaster Management Plan），以減低既有服務負荷；該計畫還強調類似方案對社區健康的重要性。
日本尾張旭市** 2012	**災難準備** 尾張旭市和其他城市簽訂的相互支持協議（Mutual Support Agreement），有助於增加日本大災難（例如地震）後市民的存活率。各簽約市覺得更有安全感。
澳大利亞維多利亞州凱西市* 2012	**健康的都市計畫** 健康的計畫包括強化物理和社會環境，並著重於有利於社會連結的基礎設施。
台灣苗栗健康城市協會** 2012	**健康的都市計畫** 都市與農村地區基礎設施升級，並透過多部門行動確保符合健康決定因素。該計畫縮短旅行時間、提升節能效果。

獲獎城市與年度	重點與概述
首爾大都會永登浦區** 2010	**氣候變遷健康保護主計畫** 該計畫除涉及分析和預測2080年前，氣候變遷相關問題外，更深入採討氣候變遷下，受到各類災難影響的人口數。該計畫有系統地規劃介入策略，並全面涵蓋管理與作業、培養能力、健康保護等領域及更多場所，包括學校和當地社區，以及各類人口族群，例如兒童和老年人。成果評估係以過程評估為依據，但必須已建立可靠的基礎設施。

*優等；**卓越
資料來源：AFHC。

　　頒發給各城市的AFHC創意發展獎，突顯眾多能滿足群體健康需求的創新計畫，所有計畫不僅都能更緊密地整合不同領域的服務，還能作為其他地區與計畫的典範。例如，香港葵青區的「醫、福、社模式」發展成行政區健康中心的第一個試點區，並由政府於2019年委託執行（Lee, 2019b）。在苗栗的非染傳性疾病（NCD）預防計畫、釜山市的健康公平計畫，以及江東區的基層醫療整合計畫中，也有類似的跨部門改善作為。許多專案計畫採用系統化新評估方法和先進資訊科技（硬體與軟體），包括江南市的遠距健康計畫、高雄市的科技步行計畫、台南市的「運動與健康地圖」體適能資料庫，以及光明市用以預防犯罪的U-綜合控制中心。發展健康城市除了實現確保民眾能影響其健康的目的外，還強調為了有所改變而投入的資源，以及在社會層級產生的影響。韓國永登浦區的氣候變遷健康保護主計畫（Master Plan for Health Protection against Climate Change）是類似計畫的成功範例之一。同樣地，有關處理社會對自然災害回應的計畫也獲得了獎項：澳大利亞洛根市（水災準備）及日本尾張旭市（地震準備）。從歷年頒發的各項創意發展獎可明顯看出，創意和創新構想是眾多部門共同努力的結果，不應只侷限於生物醫學途徑。事實上，不同的成功個案經驗為發展健康城市打造了一個學習平台。其他城市可學習這些個案提供的實務做法，並根據各自地方環境特性付諸實施。

健康城市先驅獎

　　健康城市還需要先驅精神與努力，才能在真實世界實現夢想。不論個人或團體（包括AFHC會員和非會員），只要在健康城市的直接事務上擁有十年以上的經驗，且對國際健康城市計畫的研擬有所貢獻，都能獲得這個獎項的肯定。健康城市先驅獎認可的先驅工作領域，包括研究；國家、區域與國際交流；政治倡導行動；培養能力；社區活動；媒體倡導活動與新聞工作；立法與制度；指導；藝術；商業部門企業社會責任；及其他領域。

表3.3簡單說明2016年健康城市先驅獎。專案計畫包括知識移轉、強化場所綜效與社區關懷、空間與建築生命力，以及在國家和國際層級提供永續健康城市發展更多的行政支持與財務投資。其他城市和城市領袖應從這些城市的經驗和得獎團體與個人的作為中得到啟發，並在邁向健康城市的進程中，以更豐富的創意發展其城市。

表3.3：2016年健康城市先驅獎

苗栗健康城市協會：先驅研究－從兩個層次看政府的健康促進模式	該協會致力於透過詮釋健康城市框架發展「健康村」，並協助當地社區培養建造健康村所需的專業技術。初步資料顯示，在健康改善方面獲得成功。
葵青安全社區及健康城市協會：結合健康與安全	葵青區是結合眾多利害關係人和各種健康場所的先驅，而地理資訊系統則是用以達成這項目標的工具。葵青區使用這套系統進行傷害監控，從而辨識高風險族群和規劃有效的改善計畫。得獎團體還結合學校、住房、職場及老年之家等各種健康場所，逐步展開一場多面向健康城市運動，此外，該團體還與診所合作，共同擬定初級（CPR 施作）、二級（醫療與健康紀錄、家醫服務）、和三級預防（糖尿病視網膜病變）社區健康計畫。
大韓民國茂朱郡洪學彪	該郡充分利用廢棄空間，將其活化以吸引民眾參與，這項作為令人印象深刻。該郡更利用公車站和鄉村公園等公共空間，作為社交聚會與節慶場所，將公共建築用於更符合社區需求的用途，從而達到改善生態與加強活化的目標。
前任原州市市長金起烈	金起烈對促進健康充滿願景，他將全部菸草稅收用於促進社區健康及投資健康城市計畫。金起烈將世界健康日指定為原州市市民的健康日，並表揚當地遵循良好健康習慣的居民。他在城市行政部門內部制定計畫，堅守健康城市的發展方向；與學術機構合作，致力於實施健全可靠的評估方法；促進基礎設施發展；結合私部門；以及與區域內其他健康城市和WHO建立穩固的夥伴關係，在國際健康城市發展上扮演積極的角色。

資料來源：AFHC。

健康城市計畫育成健康的都市治理

在二十世紀末之前，亞太地區只有少數幾個百萬人口以上城市。然而，經過快速經濟發展後，百萬人口以上城市如雨後春筍般出現（WHO/WPRO, 2011）。亞太及世界其他地區的人群突然湧入城市，導致物質條件、社會心理資源和政治參與度不足，致使個人、社區和國家發生「賦權貧困」（Poverty of Empowerment）問題。雖然貧困（Poverty）一詞多半用作經濟術語，但在談論社會條件時也會看到這個名詞（有時稱為「相對邊緣化」）。貧困可能導致慢性壓力、沮喪、悲痛感、無能為力及絕望（Corburn，2017；Polit，2005；Naylor與Buck，2018）。都市地區的基本必需品水平通常較高，都市地區較高的平均所得造就了一群富裕的少數。農村的貧困現象通常導致人口遷移至都市地區。即使在最貧窮的環境下，都市人口在飲食成分上，經歷的也是不利的「致胖」轉變，而且這些轉變的發生速度，遠大於居住在都市地區所享有的潛在利益增長速度。

事實上，近期研究指出，時下流行的肥胖症主要發生在經濟快速發展的中型城市，例如澳門（Lee等人，2011），這些流行症狀隨著經濟擴張而持續漫延全球（Lee等人，2015b）。不論在已開發或開發中國家，居住密度、鄰里安全（例如在犯罪、交通與傷害方面）、以及對機動車輛與日俱增的依賴，都是導致市民身體活動不足的因素（Kjellstrom與Hinde，2006）。由於欠缺照顧和父母工作時間過長，社區兒童的健康也受到全球化和都市化的間接影響。

因此，必須研究文化、社會和政治條件，如何增加或減少民眾維護健康的機會。在宏觀層級上，有關健康決定因素的行動，係聚焦於社會變遷，而且主要涉及在社會體制範圍內採取創新做法（Rogers, 1995）。在微觀層級上，有關健康決定因素的行動涉及對個人造成影響的因素。做決定的是個別民眾，而民眾的決定加總後，最終將決定社區的社會行動。世界衛生組織健康問題社會決定因素委員會（CSDH, 2008），認可都市環境作為健康問題社會決定因素的重要性。因此，重要的是，健康城市計畫除了應針對健康問題處理個人和更廣泛的社會決定因素外，還應改善群體健康及協調完成永續都市發展。發展健康城市為都市化快速發展所引發的諸多問題提供解決辦法，居民將因其居住的社區實行健康治理而受益。健康城市也是實現社會和諧與恢復社會生氣的工具。

都市治理是內容廣泛的概念，其下包含三個緊密連結的子概念：都市計畫、都市永續和都市社會條件。都市治理是尋求平衡的過程，能確保社會公正、環境永續和健康的健成環境等需求相互兼容。健康的都市治理需將民眾的健康與人類發展置於所有決策的核心，都市社區治理必須健康，並「使民眾更有能力掌握和改善自己的健康」

（WHO, 1986）。Elsey等人（2019）提出以多部門途徑為核心的都市健康制度模式，並主張超脫於健康部門之外，尋求改善健康影響因素的辦法。該模式尋求透過參與式決定吸引都市居民，同時認可健康服務提供者的多元性。健康的都市治理須符合以下四個關鍵要素：

- **全政府**途徑：結合各政府部門，以集體行動尋求城市健康改善之道，包括超脫於健康部門之外，對公共政策進行健康影響評估。

- **跨部門行動**：結合公私部門（包括立法機關、非營利組織、公民團體、宗教團體和學術機構），以公平永續方式改善健康與人類發展。

- 各級政府**垂直協調**：結合非政府組織（NGO）和國際捐助者（若適用），包括都市政策與計畫的研擬與實施參與方。

- **社區參與**：指的是民眾參與當地健康改善行動，以及參與城市及其所在鄰里的民主治理。

這些都是確保健康的社區治理，不可或缺的關鍵要素，可將其納入健康城市計畫，但首先須研究文化、社會和政治條件，如何藉由建立城市健康概覽，而增加或減少民眾享有福祉的機會，接著應掌握當地需求，好讓居民能公平地獲得不同的服務及參與決策。納入這些健康治理要素的健康城市計畫，對各年齡層的市民皆屬友善，所有居民都將是城市發展的受益人。這麼做亦有助於增進社區遭遇危機狀況時的韌性。

個案研究──香港

一封「給香港的家書」（"Family Letter to Hong Kong"）於2016年12月10日出版，這封信的主要內容在於醫療保健改革，並提出香港行政區健康系統的概念（RTHK, 2016）。應採用類似的概念（包括健康城市模型）讓各行政區（迷你城市）變聰明、注重環保，而且具有韌性，一如「Hong Kong 2030+」文件所強調的一般。然而，健康城市不只是注重環保和衛生而已。除了適合持續發展的穩定生態系統外，健康城市還須強調具有多元創新特性的地方經濟。

2014年AFHC全球會議在香港召開，會議內容聚焦於健康公平、社會正義、社會融合、強化社會資本、生態永續、建立支持性環境、整合健康服務及市民健康技能等關鍵議題。2014 AFHC 香港宣言呼籲政府將發展健康城市列為城市發展的核心價值，好讓市民能輕鬆獲得城市生活所需，如適當的住所、保障終身職位、安全的水和食物、安全衛生的環境、健康促進與防護服務、教育、均衡的營養、社會安全與自由移動。如果香港所有十八個地方行政區都採用健康城市概念，除了有助於社會和諧與恢復社會生氣，還能為 2030+ 計畫帶來綜效。令人失望的是，香港特別行政區（SAR）政府未採取某些能將香港發展成健康城市的重要措施。這些措施是推動持續發展和制定富有遠見的軌跡計畫不可或缺的要素。單靠非政府組織、學術組織和專業機構的熱情與熱忱無法長期維持健康城市運動。對香港和其他類似城市來說，第一項措施為建立城市健康概覽。

建立香港的城市健康概覽

應透過社區診斷建立城市的健康概覽，其內容包括該社區（即局部區域）的健康決定因素指標。重要的是必須全盤瞭解這些決定因素，而非只是單純地檢視健康數據。唯有如此才能制定更全面的計畫。全面性計畫應包含量化和質化數據。城市是個複雜的環境，基於其治理層次與範圍，必須針對其複雜性提出詳細的方法，才能瞭解健康城市計畫（HCA）的脈絡與影響（de Leeuw 等人, 2015）。除了考量自歐洲健康城市發展而來的指標（WHO, 1998；Nakamura, 2003）外，還收集居民健康狀況、醫療保健服務利用情形與滿足感、生活方式、個人安全、運動水準、依WHO QOL-BREF判定的生活品質等資訊（Hong Kong Project Team, 1997；WHOQOL Group, 1994），同時參考市區生活品質問卷調查有關市民對衛生環境、保障、消防安全、不動產／建築物管理、公園與娛樂設施，以及文化與休閒設施的認知（Sirgy 等人, 2000；Siu 等人, 2004），並根據這些資訊和參考資料制定香港各地方行政區的城市健康概覽。每個人都生活在特定文化與價值體系脈絡中，最後定案的城市健康概覽反映了個人對其一生在此脈絡中所處位置的認知，包括個人一生與其目標、期待、標準與關注事項之間的相關位置（Sirgy 等人, 2000；Lee, 2009a）。

有許多方法可用來評估公共健康介入，其中最實用的方法除了外部專家採取的技術行動外，還納入主要利害關係人之間的對話、商議和討論，以及當地社區對相關事務的深刻瞭解與經驗。致力於都市環境研究的倫敦大學學院-柳葉刀委員會（UCL Lancet Commission）在一篇論文中討論這種多面向評估（Rydin 等人, 2012）。另外，在歐洲健康城市第五期專案計畫中，總體評估問卷表（GEQ）也將城市狀況自我評估納入其中（WHO, 2009c）。香港用於制定各地方行政區城市健康概覽的工具將當地社區的意見納入考量，並在某些地方行政區採用焦點團體方法以取得更深入的資訊。

活化與和諧實務

西貢區是香港特別行政區第一個提倡健康城市運動的地方行政區。香港2001年人口普查顯示，過去十年來，在香港所有18個地方行政區中，西貢區的成長率最高，達到150%的水準，而且主要進中在將軍澳（TKO）新市鎮。西貢區人口約為400,000人，80%以上居住在將軍澳。該區人口數預計在十年內達到將近50萬人。對生活在西貢區以及在該區工作的當地人來說，若要改善健康和生活品質，同時對社區產生歸屬感，特別是在快速發展階段，必須透過制定策略的方式採用健康城市計畫。

當地非政府組織基督教靈實協會（HOHCS）於40多年前成立，並以改善當地社區為職志。HOHCS於1997年開始發展將軍澳新市鎮，並朝著香港第一座健康城市的目標邁進。該團體後來於2002年併入西貢區議會，這次改制代表計畫主導權移轉至社區。這種由下而上的方法與世界上其他國家的大多數健康城市發展途徑形成強烈的對比。在與社區不同利害關係人共同建立跨部門夥伴關係方面，這種方法具有策略上的優勢。這些利害關係人包括區議會、政府部門、法人團體、非政府組織、學校、住房、商業性企業、社區機構和當地居民。首先透過宣傳活動、HOHCS／區議會網站和一般新聞通訊等方式吸引這些群體。接著實施相關計畫來滿足透過社區診斷確立的健康需求，並吸引更多利害關係人參與。在這些措施的協同作用下，個人和團體便能相互合作，共同規劃、執行和評估健康促進活動，從而凝聚共同主導感。唯有透過這些措施，才能長久維持發展健康城市的動能。

BOX 3.2概略說明西貢區健康城市計畫的診斷、介入與成就。身為香港健康城市計畫的先驅，這項專案計畫可作為其他地方行政區和亞太地區其他百萬人口以上城市發展健康城市的借鏡。其他兩個地區（中西區及北區）的健康城市計畫將在第四章做深入評估。

BOX 3.2：香港健康城市計畫
（資料來源：Kjellstrom等人，2007，附錄7，個案研究1-D17）

社區診斷於2000年進行，旨在瞭解健康需求及確立優先行動項目。後續社區健康調查於2006年進行，旨在評估依健康城市計畫進行介入所產生的影響，以及擬定未來發展方向。

健康決定因素：社會、經濟、環境

健康效應包括：自主回報健康狀況；健康改善與危害行為；情感健康；家庭；鄰里；社區關係

關注的議題：缺少身體活動；不健康的飲食；降低鄰里關係；幾乎未設置公共設施，例如運輸、健康服務、休閒、消遣娛樂

解決辦法：按照WHO提供的模型打造健康城市

介入：

1. 透過以下方式推動全民身體活動：
   - 鼓勵當地居民在日常生活中多走路，並透過行為、教育及環境等多面向方法教導居民做健康的選擇。
   - 鼓勵當地居民組成各種身體活動團體，藉由同儕支持培養和維持身體活動習慣。
   - 與全科醫師合作，在看診時鼓勵病患為了健康開始及維持身體活動。
2. 與社會工作者、營養學者、護理師、學校主管進行跨領域團隊合作，共同打造健康學校，提供專屬計畫與活動，改善學生、老師和父母的健康。
3. 成立西貢老年人服務協調委員會，致力於老年人及其照護者之間推動身體活動、情感健康、預防流感、預防跌倒、居家安全與藥物安全。該委員會為涵蓋整個西貢區的平台，並由社區大部分甚至全部老年人服務提供者代表組成。
4. 制定計畫推動鄰里關係（包括「健康安全的住宅區」、「您好，我的鄰居！」及「無處不健康、每年的祝福」等活動）和鼓勵住宅區管理員每天運動，改善體適能，減少工作相關傷害（「職場運動計畫」）。
5. 在「將軍澳是我的故鄉」三年社區健康與融合專案計畫的引領下，成立「烹飪好點子」互助會，訓練市民煮健康餐，同時促進社區居民相互關懷與支持。

評估與介入的成果：

- 65%以上的市民認為城市的健康狀況非常好或相當好。
- 居民的身體活動和運動水準獲得明顯的改善。
- 80%以上的市民認為家庭關係非常好或相當好。
- 鄰里關係獲得明顯改善：2006年，61%的市民將關係評比為非常好或相當好（與2000年的51%形成對比）。
- 更多人關注地方事務（2006年24%，2000年19%）並參與志工服務（2006年42%，2000年30%）。
- 知道健康城市模型的人數大幅增加（19%增加至35%）。
- 西貢區多項設施獲得改善，不滿意分數明顯降低。
- 設置健康大排檔，改善健康飲食。

> **心得與未來展望：**在建立跨領域夥伴關係時，由下而上的方法有助於提高靈活性；在執行地方解決辦法，結合當地利害關係人的資源處理地方問題時，還能鼓勵創新。儘管過去曾經努力使地方環境更有利於改善身體健康，但在努力之後仍應採取介入手段來加強健康的社會心理層面，確保最終能實現社區整體健康。

其他個案研究：大韓民國

　　韓國是另一個值得研究並在多個地區實作健康城市模型的國家。韓國的健康城市計畫係以專案模型為基礎，由自治市主導，並由健康促進基金會出資贊助（Nam 與 Engelhardt, 2007）。2004年，四座韓國城市加入AFHC成為發起會員。至2010年12月，韓國264座自治市中總共有53座城市加入AFHC。這些城市中的49座城市同時也是韓國健康城市聯盟（KHCP）的會員，並從事相關交流活動。韓國普遍實施健康城市計畫的原因之一在於韓國政府在協助當地社區診斷議題和實施介入方面扮演的積極角色，健康影響評估就是該政府採取的一項方法（Yoo等人，2007）。

　　這些韓國城市充分運用學術機構的研究能力，並與國內和國際夥伴交換資訊。自治市領袖們的政治承諾都堅定，特別是在首爾市前任市長的指導下，更能顯示其堅定性。這位市長後來當選總統，並為恢復城市生態和加強居民健康生活樹立良好的典範。健康城市模型在韓國拓展的速度充分展現了一種前所未有的能力，不僅動員個人與社區，還激勵他們在生活的方方面面選擇健康的行為。BOX 3.3概略說明韓國健康城市計畫的發展里程碑，以及這種拓展獲得成功的原因。

建構健康城市的社會與人力資本

　　本節個案研究及其他許多個案將闡釋健康城市計畫如何在健康改善的宏觀、中觀和微觀層次中運作。健康城市的目的應在於處理健康決定因素（特別包括社會、文化和政治）及促進個人與社區健康。健康城市應與組織和機構合作，共同創造綜效，並將健康列入更廣泛的政治議程之中。健康城市能授權社區發展有利於健康的正向文化，從而提高健康素養水準，並協助市民瞭解對健康有所影響的社會、環境、組織與政治因素。改善健康素養有助於個人更妥善地處理自己的健康決定因素，因為這些因

BOX 3.3：韓國健康城市計畫的拓展

（資料來源：Nam與Engelhardt，2007；Yoo等人，2007）

韓國健康城市的數目為何快速增長？增長為何如此成功？以下理由是此現象的根本原因：

· 韓國除了從菸草稅籌措促進健康所需的資金外，還將部分稅收用於各自治市的健康城市計畫。

· 政府全力支持全國各地健康城市計畫。這些作為由衛生福利部的醫療保健政策辦公室負責管理。韓國健康促進基金會也支持健康城市計畫的發展與運作。2005到2006年間，衛生福利部舉辦首屆六場次健康城市論壇收集各方意見，並在2009年舉辦第二屆五場次論壇討論健康城市的發展。自此之後，韓國政府收集各自治市的意見，並頒發獎項給健康促進專案計畫表現最佳的自治市。

· 韓國的健康城市計畫單位充分運用當地大學的研究能力，41所醫學院和20所公共健康學院為此發揮其研究能量。鄰近城市之間也透過廣泛的合作管理研發專案（例如，延世大學的健康城市研究中心與13座鄰近自治市建立合作夥伴關係，並擔任各自治市的健康城市計畫發展顧問），同時在多方面推動政策及改善公共健康。

· 推動健康城市計畫是地方政治領袖的主要議程項目，例如李總統／市長的整治清溪川、興建新的自行車道，以及禁止在首爾抽菸等倡議。

· 韓國健康城市鼓勵透過網路活動交換資訊。許多健康城市都是KHCP和AFHC的會員。主席城市（原州市）負責這些事務，並且扮演政府、AFHC和WHO之間的聯絡角色，以支持建立健康城市。

素能增強個人的人際、認知和社會能力，讓個人能獲得、瞭解和使用資訊來改善及維持良好的健康（Nutbeam, 2000）。社區成員可能因而更有能力參與有關地方健康議題的辯論，更能與其他社區合作，推動社區和政府層級上的變革，從而支持渥太華憲章的原始精神。若能在決策層級而非只在個人層級推動健康傳播與教育介入，將能提供挑戰既有政策所需的動力。

綜上所述，健康計畫能培養個人、家庭和社區的能力，以此建立強健的人類與社會資本。這項社會資本也會因為推動更快速的健康資訊傳播、更可能採用健康行為規範，以及對健康相關偏差行為進行社會控制等因素，而影響鄰里居民的健康行為（Lee, 2011a）。特別應指出的是，城市健康概覽和SPIRIT框架提供診斷問題和評估成果的工具。本章廣泛討論個案研究與先驅實例，下一章將討論如何使用這些工具及適用於後現代都市化城市的那種全面分析。

第四章

透過城市健康概覽進行健康與都市化後現代分析：關於兩個香港行政區在不同都市發展階段的故事

盧兆姿（Amelia Lo）、李大拔（Albert Lee）

透過對兩個香港行政區的研究，將城市超級使者介紹給健康與都市化後現代分析。每個行政區都有獨特的背景：其中一個反映19世紀早期歐洲人定居的行政區如今已成為全球主要金融中心之一，另一個反映19世紀當地安置（原生居民）的行政區正從農村逐漸發展成都市。本章後現代分析讓城市超級使者深入瞭解如何透過城市健康概覽評估都市發展。

都市環境中的城市健康概覽

過去五十年來，許多都市化國家的死亡率和發病率都獲得改善（Kirdar, 1997；Kjellstrom 等人，2007）。然而，WHO於2009年發表的一份名為「城市與公共健康危機」（City and Public Health Crisis）的報告卻顯示，都市化也會帶來更多疾病傳播（WHO, 2009d）。該報告指出，「管理不良的都市場所可能導致更加曝露於不健康和危險環境，這裡面充斥著疾病、暴力與傷害、汙染相關健康問題，以及肥胖。」

雖然公共健康緊急事件會對大城市造成實質威脅，但若能瞭解都市場所引發的具體問題，並由自治市和全國利害關係人做好適切準備，將能減低這些威脅（WHO, 2009d）。為此，必須考量對健康有所影響的各種都市環境特性（Ompad等人，2007）。Vlahov 等人（2007）勾勒出四大類影響健康的都市生活條件：人口組成、物理環境、社會環境，以及健康和社會服務的可用性與可及性。每一大類又可細分為不同的構成要素。例如，社會環境包含社會工作者、社會資本和社會支持（Ompad 等人, 2007）。這些都會影響健康，其途徑可能是增強或緩和壓力源，或是改善對健康具有影響作用之商品與服務的可及性（Vlahov 等人, 2007）。生態分析可用於鑑別健康相關都市環境的特性，多層次分析可用於整合個人與宏觀層次的變數，從而分析多個影響層次。這兩種分析皆為方法論上的工具，可用於檢視健康題社會決定因素與健康成效之間的關係（WHO, 2009d）。多層次分析還能提供有關城市的特定特性如何為個人健康帶來助益的資訊（Diez Roux, 2001）。在2011年召開的香港城市時代會議（Urban Age Hong Kong Conference）上，研究人員分享的資訊確認了健康與福祉的潛在力量：以此兩者為核心重新思考城市發展、建立新的研究途徑與方法，以及鑑別更具敏感性和包容性的城市介入管道（Taylor, 2012）。

在一篇探討重新連結都市規劃與健康的報告中，Giles-Corti 等人（2014）指出，適合居住的社區藉由影響多種健康問題社會決定因素（例如適合步行的鄰里街區與公共運輸、公共開放空間、當地便利設施以及各項社會與社區設施的可及性）而為居民創造有利於優化健康與福祉成效的條件。因此，城市健康概覽必須包含這些健康問題決定因素指標。事實上，必須全盤瞭解這些決定因素，而非只是單純地檢視健康數據，才能制定全面計畫。第三章說明如何透過收集居民健康狀況資訊、居民對其一生在其處環境相關位置的認知資訊，以及自社區主要利害關係人討論中獲得的資訊等方式制定城市健康概覽。

兩個行政區的故事：收集資料

香港是都市化程度很高的地區，人口密度為每平方公里6,457人（2011年中期707.1萬人居住在1,096平方公里的土地上），人均國內生產毛額（GDP）34,457 美元（38,188 港幣）（World Bank, 2015），吉尼係數（Gini coefficient）持續增加中（2001年的 0.252 增加至 2011 年的 0.537）。在家庭所得方面，香港在亞洲先進國家中位居最高排名位置（Hong Kong Census and Statistics Department, 2006b；CIA, 2015）。

香港分為十八個地方行政區，在人口統計、社會環境與服務可及性方面，各有不同特色。建立各行政區的城市健康概覽有助於深入瞭解不同的都市化程度對健康的影響。中西區（CWD）人口250,064人（Hong Kong Census and Statistics Department, 2006b），受惠於金融產業而成為香港的富裕區，也是19世紀第一批歐洲人定居的

區域。該區沿著維多利亞港設置，位處香港心臟地帶。相比之下，人口數280,730人
（Hong Kong Census and Statistics Department, 2006b）的北區（ND）原本就是農村，民居多
為原住人口（其祖先在英國設置行政部門前好幾世紀就已定居於此）。然而，該區在過
去二十年經歷了快速的都市化進程。北區是香港最北邊的行政區，與中國大陸接壤。
檢視這兩個行政區的城市健康概覽有助於更深入地探究後現化都市化與健康狀況。

　　因此，本章將以橫斷面研究法（Cross-Sectional Study）分別對2008和2009年的中西區
和北區進行社區診斷。研究工具為問卷調查表，其內容涉及人口統計數據、慢性病、生
活方式（包括危害行為、運動、久坐活動、飲食、心理健康、人際關係、政府服務滿意
度、志工機構或私部門實體），以及健康與安全。本研究參考第三章描述的WHOQOL-
BREF（Hong Kong Project Team, 1997；WHOQOL Group, 1994），並從整體生活品質、
身體健康、心理健康、人際關係與環境品質等角度，評估受訪者的主觀生活品質。

　　為了進一步研究中西區和北區的城市健康，特別將每個地方行政區從地理概念上
劃分為不同的小區，並用比例採樣法（Proportional Sampling），按人口數從各小區挑
選居民進行訪談。樣本數為800到900人。800人以上樣本數的估算比例誤差率保證小
於3.5%。因此，雖然在指定地點以隨機抽樣方式進行訪談，但仍然審慎地將受訪者住
房類型的分佈與2006年中期人口統計顯示的行政區總人口做比較（香港政府統計處，
2006a）。後滿意度調查的年齡與性別權重適用於所有分析的樣本偏差調整。

　　另外還對中西區居民進行焦點團體訪談，總共對47名受訪對象進行六次焦點團體
訪談。這些受訪者係從在中西區工作的流動人口、社區領袖和定居居民中選出，包括
男性、女性、老年人、工作人口和學生。討論的主題包括環境衛生、安全、保障、消
防服務、運輸、管理以及行政區的市民、休閒娛樂和社區等服務。

中西區和北區城市健康概覽：數據與討論

人口統計與一般生活品質

　　成功完成中西區808位居民的訪談。圖4.1按年齡、住房類型、教育程度和職業顯
示該區人口統計特性，並與香港總人口做比較。成功完成北區917位居民的訪談。圖
4.2顯示北區人口統計特性，並與香港總人口做比較。從香港總人口的角度來看，兩

圖4.1：中西區受訪者人口統計資料（n=808）

（A）年齡

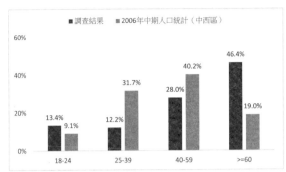

（B）住房類型

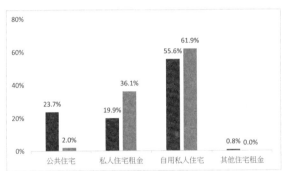

（C）教育

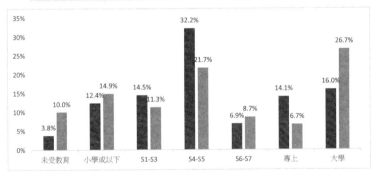

（D）家庭人數

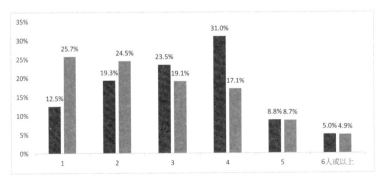

資料來源：CHEHP、CUHK。

圖4.2：北區受訪者人口統計資料（n=917）

（A）年齡

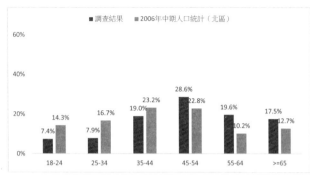

（B）住房類型

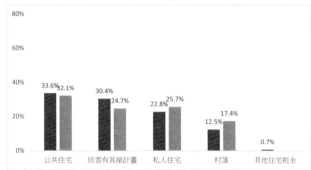

（C）教育

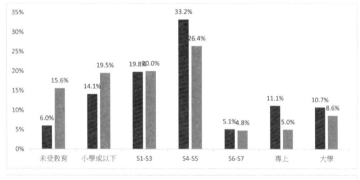

（D）家庭人數

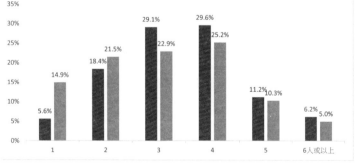

資料來源：CHEHP、CUHK。

個行政區的研究對象中，老年人和專業住院醫師佔有較高的比例。中西區受訪者的教育程度和住房類型分佈與香港總人口無明顯差別。與香港總人口相比，較高比例的北區受訪者居住在公共住宅，教育程度中四至中五；較少比例的受訪者完成大學教育。

根據WHOQOL-BREF，北區的平均生活品質分數（14.76；滿分20分）比中西區（14.51）高。生活品質、宜居性、生活環境、居住感受與滿意度，以及對居住和生活環境的評估等概念皆彼此重疊，而且經常當作同義詞使用。Van Kamp等人（2003）總結界定宜居性、環境品質和生活品質的文獻，並將宜居性定義為居民對生活環境的評估，同時強調宜居性與相關區域的福祉和社會網密不可分。適合居住的社區在安全、吸引力、可負擔性、社會凝聚力、公共開放空間的可及性、居民教育與就業、公共服務、有效的公共運輸與步行基礎設施，以及環境與經濟永續方面，都名列前茅（Badland等人, 2014）。本研究評估四個生活品質變數：身體健康、心理健康、人際關係和環境品質。

影響生活品質的因素

圖 4.3 和 4.4 顯示針對年少族群、家庭主婦和老年人等三個特定子集所獲得的四個生活品質因素評估分數。挑選這三個族群的原因是因為與工作人口相比，這些族群待在社區的時間明顯較長，受到社區設施與服務的影響也最深。在生活方式因素評估方面，兩個行政區的受訪者都給予環境品質最低的評價。香港的高密度居住人口或許是對物理與社會心理環境感受度偏低的主因。2006 年中西區的人口密度每平方公里 20,120 人，北區人口密度每平方公里 2,055 人（Hong Kong Census and Statistics Department, 2006b）。如第三章討論所示，從農村到都市的遷徙活動通常會因為物質條件、社會心理資源和政治參與度不足在個人和社區層級造成「賦權貧困」（Poverty of Empowerment）問題（或稱為「相對邊緣化」）。這種情況無疑會導致慢性壓力、沮喪、悲痛感、無能為力及絕望（Polit, 2005）。

與整體行政區樣本人口相比，中西區年少族群給予所有變數較低的評價，特別是在身體健康和人際關係方面。與總人口相比，老年人對身體健康給予較低的評價。相比之下，中西區的家庭主婦和老年人給予人際關係、心理健康和環境品質的評價高於總人口。

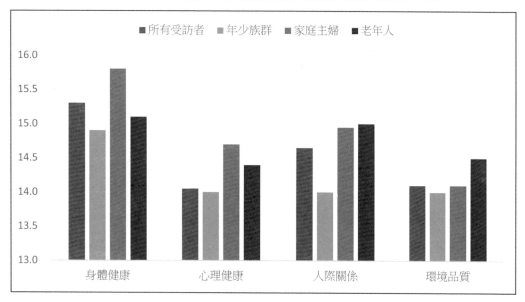

圖4.3：中西區不同背景的受訪者，
根據主觀生活品質的四個面向所給予的分數比較（滿分：20）

資料來源：CHEHP、CUHK。

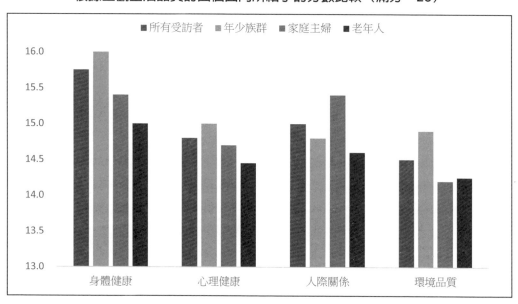

圖4.4：北區不同背景的受訪者，
根據主觀生活品質的四個面向所給予的分數比較（滿分：20）

資料來源：CHEHP、CUHK。

　　北區老年樣本人口給予所有四個變數最低的評價，年少族群給予身體健康、心理健康和環境品質變數最高的評價。北區的這種趨勢非常可能與年長居民的宜居性發生改變有關。對年長族群來而言，刻劃著歲月痕跡的生命似乎已消耗怠盡，社會支持與服務皆逐漸喪失。一般而言，都市化程度越高，年齡友善基礎設施越不足。適合居住的社區應擁有適合步行的鄰里街區與當地便利設施（Macintyre 與 Eliaway, 2003），但在都市化的過程中，這些元素往往更容易遭到忽視（正如北區的情況），以致對年長居民的日常生活帶來更大的衝擊。然而，這些變化創造了一個更有利於年少族群的環境，提供他們更多教育與就業機會、現代化設施和更好的公共運輸。Yeh（2011）特別強調高密度區域的生活優勢，特別包括更有效率的公共服務、設施與運輸帶來的利益。這些優勢或可為年少族群帶來實質上的重要意義。都市發展總會有得有失，在對某些人口族群造成不利影響的同時，其他族群可能因為成長苗壯。這是一種不應忽視的現象。

　　在身體健康方面，與中西區相比，北區食用健康食物和運動的人數較多（表4.1），但在學生、退休人員、家庭主婦和全職上班族群之間，運動水準有著明顯的差異。在是否在家午餐方面，只有不到半數的樣本人口回報自己在家午餐（北區37.2%；中西區42.4%）。證據顯示，客觀評量以及對建成環境各項特性的認知，皆與正向身體健康結果有所關聯（Rydin等人, 2012）。因此，在判定相關區域是否更有利於身體活動時，對該區域物理特性的客觀和主觀認知，以及居民對步行和安全相關利益的感受皆為重要考量因素（Amorim等人, 2010；Panter與Jones, 2010）。已開發和開發中國家皆有報告指出，賞心悅目的美感和用於休閒娛樂與玩耍遊戲空間都能鼓勵戶外活動和個人身體活動。然而，對運輸系統日益增加的依賴將會導致居民往缺乏身體活動的方向轉變（Kjellstrom與Hinde, 2006）。中西區位於以山地景觀為主的香港島上。由於這種先天上的特性，都市規劃主要著重於海濱附近的山坡和狹長土地。

　　高層建築物的物理特性以及對擁塞的感受使得物理和社會環境對身體移動與運動更加不利。新鮮與健康食物可用性視地區的不同而有差異。根據Mendez與Popkin（2004）的觀察，在農村往都市轉變的地區，動物來源食物、添加糖和含熱量甜味劑的食物，以及食用油加工食品在很短的期間內便出現消耗量增加的現象，但水果和蔬菜的供應量卻幾乎沒有變化。這種轉變是非傳統食物的取得途徑增加所致，其原因包括低價格、不斷改變的生產與加工實務，以及更多的超市和賣場（Dixon等人, 2007）。中西區居民的飲食習慣似乎受到這種轉變的影響。然而，儘管北區食用健康

表4.1：兩個行政區的飲食習慣與運動水準比較

行政區／生活方式	每天至少吃一次新鮮水果	每天至少吃一次蔬菜	每週至少運動3天 每次30分鐘（整體）	學生每週至少運動3天 每次30分鐘	家庭主婦每週至少運動3天 每次30分鐘	退休人員每週至少運動3天 每次30分鐘	至少運動60分鐘，中強度或以上（整體）	學生至少運動60分鐘，中強度或以上	全職上班族群至少運動60分鐘，中強度或以上
中西區	48.0%	59.7%	40.2%	24.2%	39.2%	55.0%	20.7%	39.9%	19.8%
北區	80.3%	64.3%	50.9%	52.3%	58.3%	69.5%	26.3%	52.3%	29.1%

資料來源：CHEHR CUHK.

表4.2：兩個行政區居民對健康、社區和公共服務的滿意度（滿分：10）

行政區／服務	住院病患服務	專科門診	普通門診	事故與急救	社區促進健康	保障與安全	青年服務	兒童照護服務	老年人服務	家庭與危機管理	復健服務
中西區	6.10	5.75	5.80	5.57	5.95	7.31	6.31	6.26	6.46	5.82	6.04
北區	5.73	5.23	5.23	5.30	5.40	6.47	5.89	5.98	6.01	5.57	5.66

資料來源：CHEHP CUHK。

食物的居民人口數高於中西區，但該區也受到這些變化的影響，其原因主要在於農村非常快速地轉變成都市。

其他納入評估的身體健康因素還包括抽菸和使用網路的時間。與北區相比，中西區有較多的居民人口回報不在家中抽菸（79.3%比71.4%）。此外，與中西區相比，北區有較多的居民人口回報花費2小時以上的休閒時間上網（23.9%比13.9%）。這些因素或可反映兩個行政區在從事其他娛樂活動方面的差異。

居住地點是都市區域重要的健康決定因素，因為社會環境可能嚴重影響健康，而且不只是涉及曝露於風險因素，還涉及照護的可及性（Ompad等人, 2007）。例如，紐約市產前診所的可及性視居民原藉國的不同而有明顯的差異（McLafferty與Grady, 2005）。本研究顯示，與北區相比，中西區對健康服務、非政府組織（NGO）提供的社區服務，以及公共服務的滿意度較高（表4.2）。這些結果可能與北區從農村環境的「原生」人口結構往較具都市環境的混合人口結構轉變有關；中西區的人口結構在這方面沒有明顯的變化。越來越多人從香港其他地區遷入北區。由於都市和農村地區的特性隨著時間不斷改變，社會人口特徵和鄰里性質也在持續變化中，所以可能需增加或減少某些因素。相關地區的商業經營模式也會影響這些特性，包括該地區的事業是否為農業而非工業（輕工業或重工業）；中小型或大型企業；商業、住宅或住商混合等等。地方政治（由當地居民或外部田素推動）在相關地區的服務品質方面也扮演著重要的角色。不能認為健康結果獲得改善就一定與經濟成長或人口結構變化有所關聯（Rydin等人, 2012）。健康服務滿意度也是中西部焦點團體的討論重點。

中西部焦點團體

中西區大多數焦點團體受訪者回報鄰里關係和諧，鄰居一般而言不僅友善，還會提供幫助。受訪者認為交通堵塞是最嚴重的問題，因為當時通往該區西部的地下道未通行。大多數受訪者認為空氣汙染也是個嚴重的問題。中西區的舊城區衛生狀況不佳，許多受訪者認為原因在於舊城區住房／建物管理不當，以致未對家庭垃圾做妥善處理。

在基礎醫療保健方面，大多數受訪者認為服務不符合居民需求。公部門普通門診電話預約系統為當地居民帶來非常大的不便，特別是老年人，而且公立醫院等待看診時間過長。大多數受訪者認為休閒娛樂與文化設施不足。在收集數據當時，該區未設置室內游泳池，以致減少冬季運動的機會。受訪者還對該區未設置大型購物中心和電影院表示失望。有些受訪者認為用於各年齡層的社區服務資源不足，也不十分瞭解提供哪些服務。他們建議應該更積極地推廣這些服務，將其使用效率發揮至最大程度。

焦點團體的年少居民提出其他問題，包括對社會階層梯度的憂慮、社區中心過於分散、綠色空間和體育設施不足、文化與休閒設施不足、交通堵塞，以及建築物後院衛生狀況不佳。調查顯示，發展良好地區的年少族群除了期待提供更多實現都市健康的途徑外，還期待發展城市環境，包括從道德倫理的觀點處理都市生活的複雜性（Pacione, 2003）。居住在富裕地區的年少族會將其他屬性納入作為生活品質的評價因素，例如視覺感受與景區品質、個人在休閒娛樂方面的發展、經濟保障與生活水準、商品與服務，以及社會基礎設施和團體關係（Mitchell, 2000）。

透過城市健康概覽瞭解都市化與健康

中西區和北區城市健康概覽中評估的變數與生活品質評量項目，不僅與都市化和健康，更與發展成健康城市的終極目標具有本質上的關係。Tsouros（2015）在其論文中檢視歷時 27 年的歐洲健康城市運動，並且概略指出發展成健康城市不只是實現特定健康狀況而已，還涉及對健康和健康公平有更深刻體悟的社區，以及更重視地方行動對所有健康面向的重要性。建成環境是連結都市規劃與公共健康的途徑之一（Giles-Corti 等人, 2014）。一篇有關歐洲健康城市概念框架和方法論的論文（de Leeuw 等人, 2015）強調綜理證據以及探討事物如何在不同的條件下發揮作用的方法，同時詳細解說 Pawson 與 Tilley（1997）提出的「公式」：「環境＋機制＝結果」。西太平洋地區的健康城市運動已延續十多年，但在增強運動最終目標的綜效以及建立概念框架方面所做的努力仍然在初級階段。制定城市健康概覽能協助城市瞭解都市環境影響群體健康的方式，並提供決策者與民眾相關資訊（Webster 與 Sanderson, 2012）。

本研究的結果反映香港各地方行政區如何對健康與健康公平具有更深刻的體悟，以及居民如何更瞭解地方行動及其所處行政區的獨特環境。此外，健康城市除了應提供高安全水準、社會互動、移動性與可及性外，還應提供物理和建成環境，並透過此環境支持健康、休閒娛樂與福祉。Grang（2015）除了描述增進自豪感和文化認同感外，還說明這些特徵，其內容著重在「歐洲健康城市網」中所提健康的都市規劃。中西區和北區的城市健康概覽採納了這些特徵的某些部分。

然而，本研究結果受到某些限制。首先，本研究採取叢集立意抽樣法。與兩個行政區的總人口相比，除了本研究納入較高比例的老年居民外，所調查的人口在許多人口統計特徵上皆未呈現明顯的差異。因此，研究者為本分析進行年齡調整。其次，兩個行政區的比較依以描述性統計數據為依據，未做統計分析。然而，這項限制未減弱相關數據的影響力。本研究的主要目的在於檢視兩個行政區的一般模式，而非對兩者的差異做量化分析。健康城市的發展應更著重於社區參與、賦權和建立支持性環境，而非著重於實驗性介入。研究結果應對相關行政區內影響生活品質、健康行為和重要服務感受的不同因素做更廣泛的描述。第三，結果評量項目不包含死亡率和發病率等健康數據。雖然有些人將此看作一種限制，但實際上有必要忽略這些基本參數轉而調查過程。更確切地說，為了發展成健康城市，必須在不同的層級進行複雜的介入。然而，由於都市環境受到許多因素的影響，以致難以確定哪些介入會對居民的最終健康結果產生直接影響。因此，在城市健康概覽中以「中間過程指標」為參數並對其進行評估，是較為適合的做法，因為這些指標評量的是過和或行動，而非結果。

城市可藉由評估中間過程指標證明其正在往長期目目標邁進，以遂行其發展願景（Webster 與 Sanderson, 2012）。例如，在協助行政區確定公共健康和疾病服務的最佳水準，以及確保所有居民都能獲得這些服務方面，收集中間指標數據無疑扮演重要角色，而前述兩項作為都是健康城市不可或缺的要素（de Leeuw, 2011；Hancock 與 Duhl, 1998）。評估中間指標甚至被指定為第四期歐洲健康城市運動的重要評估面向（de Leeuw, 2011）。城市民風與心態的變化速度緩慢，而本研究採用的中間參數能為地方行政區帶來啟發，協助城市瞭解健康城市如何在發展關懷性和支持性環境及確保更公平的健康方面，扮演催化劑的角色。（Green et al., 2015）.

除了客觀評量外，還有令人信服的證據證明對建成環境各項特性的認知與正向身體健康結果有所關聯（Rydin 等人, 2012；Giles-Corti 等人, 2014）。瞭解人們對個別生活事務的看法，將有助於評估其生活品質、鑑別值得特別關注和採取行動的問題，以及協助政策制定者處理社會滿意度和不滿意度分佈（Mitchell, 2000）。

整體而言，我們透過對香港兩個獨特的行政區所做的評估，獲得有關亞太地區後現代都市化與健康的深層資訊。從本研究呈現的數據可知，傳統農村地區的都市化可能對當地居民，特別是老年人，帶來不利影響。然而，這些發現也指出，年少居民或可在更加都市化的環境中成長茁壯。雖然生活在高密度都市環境可能導致採取不健康的生活方式，在某些情況下甚至可能影響生活品質，但在土地利用、運輸和公共服務等領域也會帶來附加利益。對不同年齡的族群和生活在不同環境下的居民而言，都市化各有不同的甘苦滋味。因此，有必要制定城市健康概覽來協助政策制定者，幫助他們更瞭解當地居民的感受。這麼做有助於以一種互補的方式實現城市發展，從而充分展現都市化的各項優點，並減少負面效應。

健康促進學校：
關鍵元素及監督與評估框架

李大拔（Albert Lee）、姜美雲（Vera Keung）、
盧兆姿（Amelia Lo）、鄺智明（Amy Kwong）

　　城市超級使者現在已完全瞭解城市的複雜性，以及運用健康場所計畫發展健康城市的好處。他已鑑別主要利害關係人，並將他們納入規劃過程。城市超級使者還瞭解需求評估和社會診斷的重要性，這些不僅能透過評估居民生活方式及其對環境、健康服務、安全和城市設施的認知而反映居民的健康狀況，還能反映健康決定因素。城市超級使者現在除了可建議市長以健康城市概念加強城市治理外，還能建議市長加強社會和人力資本以利發展永續成市。

　　在研究健康城市期間，城市超級使者特別關注的發展面向為學生和年少族群的健康狀況及其健康決定因素。他特別注意到肥胖、不健康的飲食、缺乏身體活動和高情緒壓力等現象越來越普遍。在與市長的一次討論中，城市超級使者建議應考慮實施健康促進學校計畫，並以學生的健康與福祉為核心。成功的健康促進學校還能與打造健康城市共同產生協同增效效應，反之亦然。因此，城市超級使者獲得另一項任務委託：對透過健康城市計畫對學校場所進行健康改善做深入的瞭解。

　　健康學校或健康促進學校（HPS）尋求為學生打造健康的物理和社會環境、強化學生實踐健康生活所需的行動能力、建立促進建康所需的社區連結，以及制定有利於健康的學校政策，從而確保改善年青世代的健康。HPS採取的健康促進行動旨在透過有助於改善生活的正面活動改變學生的態度與行為，進而改善健康與福祉，同時鼓勵社會融合與社會正義。HPS框架提供有效的工具，不僅能協助孩童健康成長，還能確保他們獲得最好的發展，不論權利、利益或福祉，都能受到尊重和保護。這項以學校為核心的倡議能協助學校進行改善；這項倡議**不是**由上而下，也不採用傳統公共健康模式那種運作方式。香港中文大學健康教育及促進健康中心（CHEHP）深入研究主要利害關係人的利益，並從不同的領域累積專業知識，最終規劃出適合兒童的正向健

康發展路徑，並且承認文化、環境和社會經濟決定因素的重要性。香港健康學校獎（HKHSA）計畫仍在實施中。該計畫係用作HPS績效的綜合監督評估系統，得自該計畫的數據皆納入評估，許多評估項目業已發表（Joyce 等人, 2017；Macnab 等人, 2014a, 2014b；Moynihan 等人, 2016）。

健康促進框架提供有效的兒童正向發展促進策略

　　2030年聯合國持續發展目標議程（UN Agenda 2030）明確規定兩個重要的兒童健康與正向發展目標：

1. 確保健康的生活方式，促進各年齡族群的福祉（目標3）；及

2. 確保包容和公平的優質教育，讓全民終身享有學習機會（目標4）（UN, 2015）。

　　隨著經濟的快速成長和都市化的快速發展，我們正將年青世代置身於日益惡化的生態與社會經濟風險之中，包括健康不平等以及社會上日益明顯的個人化風潮。已開發國家中造成兒童重大發病率和死亡率的因素與社會經濟、行為和生物等特徵有關（Sidebotham, 2017）。世界衛生組織（WHO）健康問題社會決定因素委員會（CSDH）審查不公平的健康與教育可及性和健康問題社會決定因素的構成要素（CSDH, 2008）。CSDH強調及早投資健康以降低肥胖、營養失調、心理健康和非傳染性疾病（NCD）等風險，同時加強身體與認知能力發展（Marmot等人, 2008）。

　　須充分結合教育與健康，才能處理兒童健康問題社會決定因素；須考量兒童花費最多時間駐留的各種環境與地點（也就是學校），才能鑑別有效的介入需求（Lee與Cheung, 2017）。過去二十年就學校健康倡議發表的眾多評估項顯示，健康保護和減少冒險行為係透過以下各項之間的緊密關係而建立：如何領導和管理學校；學生為參與制定政策、實務和程序並對此負責須擁有的經驗；老師如何與學生建立關係及如何對待學生；及學校如何與當地社區（包括父母）結合（Patton 等人, 2006；Steward Brown, 2006；Stewart- Brown 等人, 2009）。許多這些效益都是在沒有具體健康「介入」的情況下發生，而在充滿關懷的學校社會環境中實施全校參與法，是實現健康和教育成果的最有效途徑（Blum 等人, 2002；Symons 等人, 1997）。社會發展模型假設兒童主要自其所處環境學習行為模式（包括社會和反社會），若社會化過程與社會依附關係發展相符，將會抑制與自身信念不符的行為（Catalano 等人, 2004）。

　　然而，學生行為和福祉如果缺少具體且「刻意的介入」，將無法獲得改善。兒童和青少年的健康促進應著重於改善健康素養、鼓勵健康的行為改變、改變物理和社會環境使其更有利於健康、改進公共政策確保青少年健康發展、吸引利害關係人參與和加強服務（特別包括服務的可及性與可接受性）。健康促進框架應具備複合式結構、多因素和多領域創新（課程、學校環境與社區），且應在長期承諾下實施以確保成效（Stewart-Brown, 2006）。

健康促進學校過動的發展歷程

　　WHO於1980年代發起HPS運動，並將運動核心從改變個人行為轉變成改變組織結構以利改善健康（WHO, 2009e；WHO, 1996）。這些改變包括改善學校的物理與社會環境；藉由證明每個人都能為學校治理做出貢獻的方式，積極提升學生自尊；除了例行篩選，更就學校健康服務開發教育潛能；以及加強學校、家庭和社區間的連結。HPS運動旨在賦予學生、教職員和父母積極影響其生活和生活條件的能力。2008年的HPS框架修訂版更細緻地處理六個關鍵領域，也就是現在的健康學校政策、學校的物理環境、學校的社會環境、社區連結、實踐健康生活所需的行動能力，及學校健康關懷與促進活動。然而，HPS框架只提供粗略的綱要，主要利害關係人還需有所做為，才能發展出適合學校而且經得起考驗的模式。

　　在一篇有關學校健康的論文中，Lee（2018b）討論美國兒科學會（2004）如何進一步建議將重點從緊急護理與疾病管理轉移至更基本的預防和二級預防以及全面性學校健康教育，而其內容將特別強調學校環境、學校政策、兒童健康與學校表現之間的連結。Allensworth（1997）特別指出全面性學校健康課程（CSHP）的八個關鍵元素：

(1) 健康服務——CSHP應提供經過協調的體制，確保從學校、家庭到社區醫療保健提供者提供連續照護，其層級從學校的健康輔助辦公室到設置在校內的診所。

(2) 健康教育——CSHP應致力於教導學生維持和改善健康、表現健康行為，及避免表現危害健康行為所需的必要知識與技能，協助學生成為具有健康素養的消費者和決策者。

(3) 以及避免危害健康之行為的必要知識與技能，協助學生成為具有健康素養的消費者和決策者，生物物理和社會心理環境──學校環境應安全及具健康中介作用。建築物應設計為確保提供足夠的通風、照明、降噪、供暖和供冷。在社會心理環境方面，CSHP應確保學生和教職員可以在有助於坦誠溝通、尊重個人差異、協助每一位學生發揮學術和社會潛能，以及滿足學生之多元需求的支持性環境下行事。

(4) 心理、諮詢與社會服務──在採用CSHP之學校提供的服務，應以促進學生的心理、情感和社會健康為目的，並處理任何會妨礙學習與教學的問題，

(5) 體育及其他身體活動──CSHP應包含判定學生在學校、家庭和社區是否保持身體健康的標準，並應著重於增加健康活動意識，

(6) 飲食服務──CSHP必須提供食物和誘人的餐食，同時應協助學生培養終生適用的健康飲食習慣，

(7) 員工健康政策與計畫──CSHP的教職員政策應包含制定有利於學生身體、心理和社會健康的規則與規範，以及

(8) 學校、家庭和社區共同努力──家長、學生、教育工作者、健康與社會服務人員、保險公司及商業與政治領袖等社區利害關係人的廣泛參與，是確保CSHP成功不可或缺的基礎。

Kolbe（2005）亦概述了現代學校健康計畫。這些計畫應處理其發展的健康與教育環境，並以改進健康素養、健康行為與健康結果，以及增進教育成效和社會成果為目標。學校組織本身應致力於相關教育，而健康和社會服務機構可以協助學校達到特定目標和加強與社區的連結。在學校的行政單位中應設置學校健康協調員和學校健康專責團隊。

St Leger（2005）概述的學校健康促進準則亦具有類似的觀點，指明HPS應可

・促進學生的健康與福祉，

・支持社會正義與公平概念，

・包含學生參與和賦能，

・提供安全的支持性環境，

- 連結健康與教育議題和制度，

- 處理教職員的健康與福祉，

- 與當地社區合作，

- 將健康促進整合至學校的持續性活動中，

- 設定實際可行的目標，以及

- 鼓勵家長和家庭參與促進健康。

St Leger亦討論了與阻礙HPS之發展和永續性有關的議題，包括：

- 許多學校健康倡議僅獲得短期資助，而HPS的成果是發生在中長期階段。

- 評估困難，且複雜。

- 健康部門的資金通常僅著重於減少發病率和死亡率的計畫。

- 教育部門使用之某些語言和概念的含義與其他部門不同，而導致缺乏共識，形成溝通障礙。

- 通常需要說服教育部門相信HPS可以為學校提供改善教育成果的好處，而導致延誤執行。

但是，部分策略可以協助學校轉型，朝向永續HPS的目標邁進。這些議題包括：

- 促使教育和健康部門的政策制定者發展夥伴關係。

- 確保學生認為擁有學校治理的主導權。

- 確保學習與教學策略的多樣性。

- 具有足夠的教室活動、組織與協調及課外活動時間。

- 確立所有的要素與活動，並做為學校工作的核心元素。

- 探討與學生之生活和社區環境有關的健康議題。

- 在校內和校外尋求及維持HPS計畫與行動的可信度。

- 社區內殷切盼望學校將能改善他們孩子的健康。

- 確保有時間和資源可以協助教職員獲得適當發展。

- 維持一個協調小組，負責監督和推動HPS與部分人員的持續參與及增加新的人員。

- 確保大多數新的和持續實施的倡議，是由大多數教職員、學生和家庭參與諮詢和執行。

- 監督教育部門提供的健康促進宣導服務，並將促進健康做為學校生活組成的一部分，同時採用適合的監督指標。

HPS概念最終應著重於改善學校物理和社會環境、課程與學習及教學方式（Lee, 2002；WHO, 1997b）。為了能有效實施HPS計畫，利害關係人必須確認學校之整體健康中遺漏的元素，以採取改善行動。

學校健康遺漏了什麼？如何評量HPS的成敗？

傳統醫療法適用於評估範圍有限及預先確定的結果，使用此方法評估HPS，可能會錯失檢視學校多元健康活動的機會。Langford等人（2014）以考科藍文獻回顧法（Cochrane Review）檢視WHO HPS框架。此文獻回顧是以在學校、行政區或其他地理區域層級進行的67次群集隨機對照試驗（RCT）為基礎。不幸的是，RCT設計不適用於評估涉及組織或結構改變的結果，因為支持此類分析的統計假設無法反映出這些改變，而限制了研究結果的實際應用。

除評估學校健康促進介入的標準結果外，最重要的是確定成功結果的構成元素，以及哪些結果可以反映出學生、老師和家長的貢獻。例如，Inchley等人（2006）認為需要在過程的初期階段確認此類潛在的成功標記，做為支持學校和老師的方法。這些指標應能突顯出學校成功運用HPS準則的方法，以及充分發揮HPS概念的必要條件。

以健康學校獎計畫做為評估框架

英格蘭的威塞克斯健康學校獎（WHSA）計畫和香港的HKHSA計畫皆採用精細複雜的系統，分析個別學校是否達到HPS典範標準，從而更全面地評估與瞭解學校健康的所有效應（Moon等人，1999a、Lee等人，2006）。為頒發這些獎項而收集之稽核證據提供的完整資料，顯示出目前採取的倡議，以及根據這些倡議與其他HPS的排名進行比較，協助學校行政部門和健康與教育主管機關瞭解各倡議的影響。這些數據有助於利害關係人著重於導致他們無法獲獎的差距和遺漏的元素（Moon等人，1999b、Lee等人，2007b）。

　　CHEHP開發出一種綜合性HPS框架，包內監督和評估成敗的具體指標（Lee 等人，2005a）。此套系統是採用收集自不同來源的數據而建立，並充分運用量化與質化資訊確保能更全面地反映出健康促進的成功，並為改善行動提供指引（Baum，1995、Steckler等人，1992）。此外，應使用涵蓋多種方法的三角驗證，提升研究結果的信心水準（Denzin與Lincoln，2011，2018、Gifford，1996）。BOX 5.1依據Nutbeam（1996）的模型，說明四種主要的指標類型——健康與社會成果、中間健康成果、健康促進成果和健康促進行動。此模型構成了反映全校性活動以及學生健康與福祉之成果的基礎（表5.1）。Lee等人（2014a）詳細解說了HKHSA的六個關鍵領域。CHEHP（2012，附錄）已證明評估這些領域有助於制定學校健康概覽。

BOX 5.1：四種不同的健康促進成果

（資料來源：Nutbeam, 1996）

　　健康與社會成果代表健康與醫療介入的終點，通常是以死亡率和發病率、身心障礙與功能不全、健康狀況，以及社會成果（例如生活品質、生活滿意度與公平性）表示。

　　中間健康成果代表健康決定因素和社會成果，例如健康的生活方式、健康的環境（物理環境及直接影響健康和支持健康生活方式的經濟與社會條件），以及有效的健康服務

　　健康促進成果代表可以改變健康決定因素的個人、社會和環境可變因素，例如健康素養、社會行動（致力於影響生活方式和環境的系統性作為），以及健康的公共政策與組織實務。

　　健康促進行動包括三個領域：教育（學習如何改善健康的機會）、助力（以合作夥伴或小組方式採取行動，動員人力與物力資源促進健康），以及倡導（為個人或社區利益而採取行動，克服結構性障礙，實現積極的健康）。

表5.1：針對不同的學校健康促進成果所使用的指標與評量工具

成果類型	應評量的指標	評量工具
健康與社會成果	憂鬱症狀、生活滿意度、健康狀況認知、學術成就認知	有效的問卷：生活滿意度量表（LIFE）、憂鬱自評量表（DSRS）、青少年危險行為調查（YRBS）
中間成果	i. 態度、生活方式和危險行為 ii. 學校環境和學校倫理 iii. 學校健康服務	學生和學校問卷調查、觀察學校、檢閱文件、訪談
健康促進成果	i. 健康技能與知識和自我效能 ii. 學校健康政策 iii. 與家長、當地社區和其他學校進行交流，以啓動健康計畫	學生和學校問卷調查、課程審查、檢閱文件、個人或焦點團體訪談、觀察參與者
健康促進行動	i. 學校的健康教育活動時刻表（正式或課外活動） ii. PTA 與社區參與	檢閱文件

資料來源：Lee 等人, 2005a。

　　此方法可視為有助於處理環境、組織與個人因素之間複雜的互動關係，進而改善健康的生態模式（圖5.1）。透過學校健康概覽可以確認各領域的元素，並指定檢查點和目標等子集，以及由學校達成的目標（Lee等人，2014a，附錄）。然後可以計算每一個關鍵領域的總體分數，並為達成的各個檢查點進行評分。

　　問卷表是學校根據HPS指標評量其績效的HKHSA評估工具。該問卷是依據 Allensworth（1994; 1997）所述之有效的學校本位介入策略CSHP要素（BOX 5.2）、St Leger（2005）描述的健康促進準則、Kolbe（2005）勾勒的學校健康計畫，以及WHSA計畫（Moon等人，1999a，1999b）製作。在HKHSA方面，會在評估團隊造訪之前，先將問卷表送交學校。問卷表範本是設計為包含質化與量化數據。在造訪期間，評估團隊會根據其對學校文件的檢閱、學校課程的檢視、學校物理環境的觀察，以及與老師和校長（包括學生和家長等焦點團體）的訪談擴展問卷表。然後，使用問卷表根據認證系統計算最終總體分數，再轉換成六個關鍵領域中每一個領域的百分比。

學校健康概覽的效度

　　之後，使用以下多種方法，確認前述評估系統和學校健康概覽的效度：

圖5.1：強化學校能力以實施健康促進學校計畫的概念框架

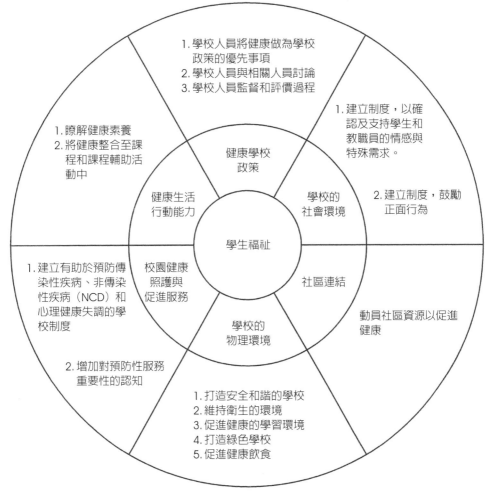

資料來源：Lee, 2019c。

・表面效度：針對一些學校進行試點測試，測試老師和校長對HPS的基本瞭解。

・內容效度：地方和國際HPS專家針對系統和學校健康概覽的內容提出評論。

・標準效度：由具有運用類似健康學校獎計畫或其他健康促進評估工具之經驗的HPS專家，將地方環境中的認證和基準評價（Benchmarking）過程與國際標準進行比較（Moon等人，1999a，1999b、St Leger 與 Nutbeam，2000a、Tones 與 Tilford，2001、Kolbe，2005）。

‧建構效度：持續全面性分析個別指標與不同指標之間的學校績效關聯性，這些
指標包括元素、構成要素、HPS關鍵領域及學校總體績效（Lee等人，2014a）。

此等過程可以確認每一個學校健康概覽的效度，並與成功之HPS的績效進行比較。

BOX 5.2：有效的學校本位介入策略要素
（資料來源：Allensworth, 1994）

‧使用多種理論與模型規劃介入策略
‧專注於必須優先處理的健康行為
‧擴充課程
‧使用多種策略處理「問題」行為
‧協調學校與社區健康促進活動
‧透過所有主題協調全校性計畫
‧鼓勵學生主動參與和使用主動學習法
‧專注於發展生活技能
‧以更廣之視野處理學校生活的所有面向
‧鼓勵與家長密切合作

健康促進學校概念的成效

如果HPS指標可以反映學校的健康促進**過程**，則可將HPS計畫視為學校教育的
另一種方式，而非附加計畫（St Leger 等人，2007、Hoyle 等人，2010）。Joyce等人
（2017）在一篇論文中主張監控數據以鼓勵改變的重要性HKHSA計畫採用評量HPS成
效的框架，從健康和教育的觀點，評估主要HPS概念和準則是否能轉變成有利於學生
福祉的結果。該評估框架可以分析輸入與活動，做為監督與評估系統的一部分以及各
層級的實施成果。因此，HKHSA計畫採用學校綜合健康概覽促進此類監督與評估，改
善學生健康與福祉的品質，以及提升有利於健康的學校環境和管理品質（Lee 等人，
2005a、Lee 等人，2006、Lee 等人，2007b、Lee 等人，2008；Lee 等人，2014a）。事
實上，獲得HKHSA計畫金獎的學校，在學生和教職員之健康方面皆呈現長期的正向
改變，且能成功滿足學童錯綜複雜的社會、教育、心理和身體健康需求（Lee 等人，
2018a）。HPS的發展需要學校按步就班地推展進程，從培養能力和連結HPS概念，到
管理、推動HPS實務，並於最終與其他區域性和全球HPS進行交流（圖5.2）。

圖5.2：香港健康促進學校運動的階梯式發展

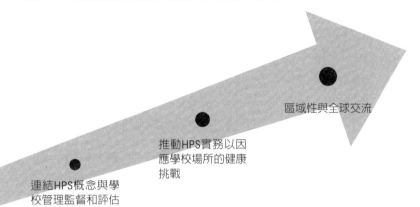

區域性與全球交流

推動HPS實務以因
應學校場所的健康
挑戰

連結HPS概念與學
校管理監督和評估

使用根據教育研究
中反映危險行為與
迫切需求的證據建
立能力與賦能

資料來源：Lee, 2015。

　　HKHSA計畫本身經歷了長時間的演進過程，從「胚芽」階段發展至「強固」階段（BOX 5.3及圖5.3），且每一個發展階段都是下一個階段的基礎。此種專注於成長和改變的歷程，使香港的HPS運動在區域或國際上皆廣為人知及廣受讚許，且諮詢服務已擴展至香港以外的地區，為鄰近國家和WHO提供深入的專業知識（Lee，2008、Lee，2009b，2009c、Chen與Lee，2016、Lee，2011b）。

　　發展經得起考驗的框架，監督和評估學校的健康促進過程，將會自然演變成評估、執行與績效稽核循環，如圖5.4所示。

　　健康促進過程是以基線評估為出發點，確認學校的需求和需要改善的領域。根據此項初步評估的結果，發現可以透過改變學校環境、修訂學校政策和組織實務、加強培養學生與教職員的能力（以改善健康行動能力）、強化社區資源動員，以及將服務擴展至促進健康領域等方式發展策略，以改進學校健康概覽。實施加強學校健康概覽的框架與改善學生的健康和改善績效之間，應具有關聯性。接下來可以反覆評估框架與結果，以確保長期的品質。重複進行此稽核循環，將能確保在HPS中持續改善品質。

BOX 5.3：香港健康促進學校的階梯式發展

　　胚芽階段（1998至2001）涉及培養學生的健康能力與健康需求評估（Lee等人，2000、Lee等人，2003b、Lee等人，2004a），進而擬定 HKHSA計畫（Lee，2002、Lee，2004b）。

　　在**成長階段**（2002至2005），使用HPS 框架處理健康關注事項，例如 SARS 擴散（Lee等人，2003a、Lee等人，2008）及增加的肥胖盛行率（Lee等人，2014b）和心理健康問題（Wong等人，2009）。在此階段，HKHSA 計畫已擴展至包含兒童早期教育場所，以及制定指導計畫（Ho等人，2007）。

　　在**強固階段**（2006到現在），公布的研究結果證實HKHSA在促進健康素養方面具有實效（Lee等人，2008、Lee，2009d），且能改善學生福祉（Lee等人，2006）和打造健康學校環境（Lee等人，2008）。2010年，香港特別行政區政府的優質教育基金委託香港中文大學健康教育及促進健康中心發展主題網，以擴大此項倡議的應用。研究指出，HPS學生的心理健康皆已獲得改善（Lee等人，2016）。

　　HPS概念的成效最終是取決於學校的改變意願，且在任何環境中改變都需要激勵與行動力。Lee等人（2019）在相關研究中，確立了對各種健康相關結果最具影響力的HPS績效指標。

圖5.3：香港健康促進學校運動的重大事件

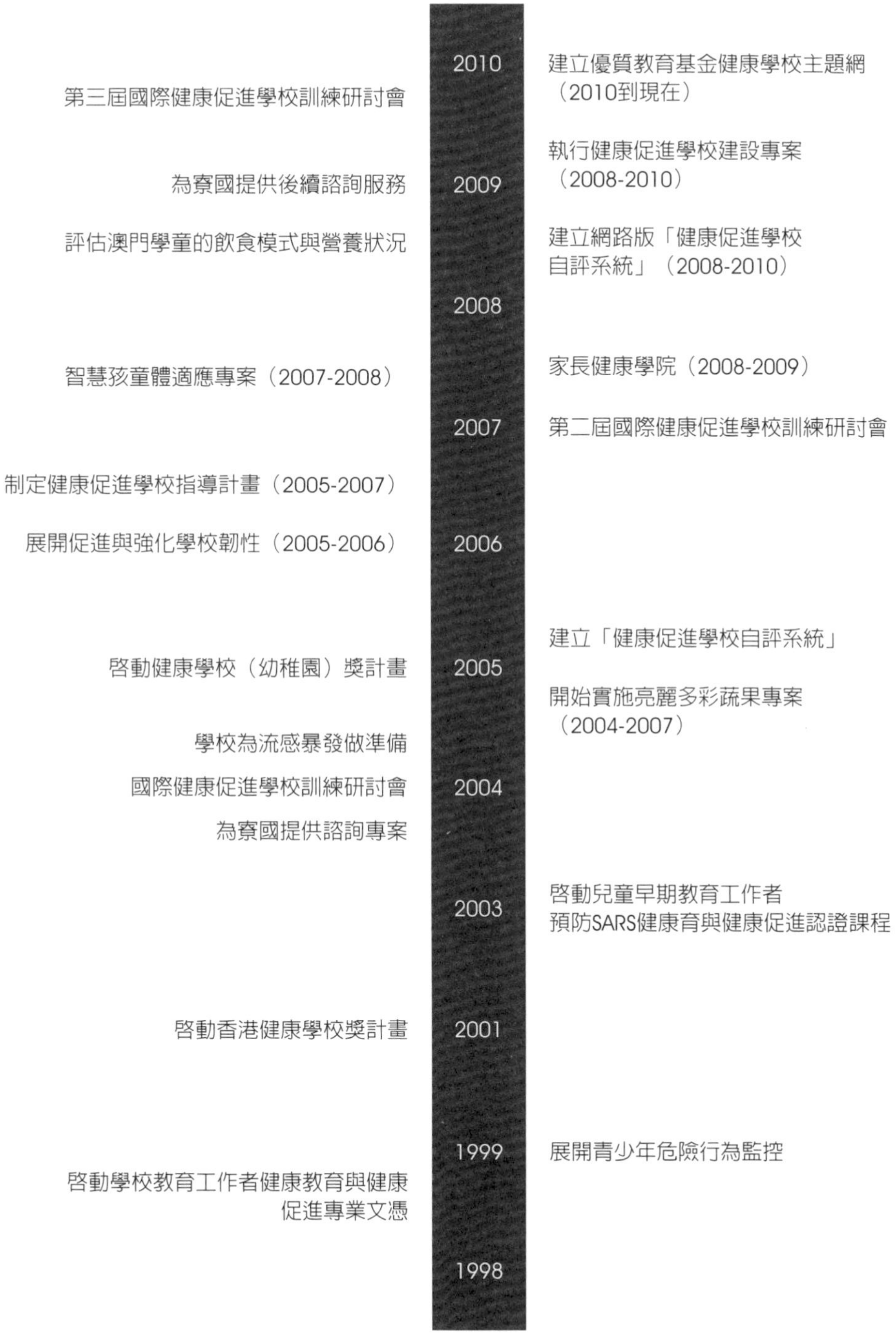

左側事件	年份	右側事件
第三屆國際健康促進學校訓練研討會	2010	建立優質教育基金健康學校主題網（2010到現在）
為寮國提供後續諮詢服務	2009	執行健康促進學校建設專案（2008-2010）
評估澳門學童的飲食模式與營養狀況		建立網路版「健康促進學校自評系統」（2008-2010）
	2008	
智慧孩童體適應專案（2007-2008）		家長健康學院（2008-2009）
	2007	第二屆國際健康促進學校訓練研討會
制定健康促進學校指導計畫（2005-2007）		
展開促進與強化學校韌性（2005-2006）	2006	
啓動健康學校（幼稚園）獎計畫	2005	建立「健康促進學校自評系統」
		開始實施亮麗多彩蔬果專案（2004-2007）
學校為流感暴發做準備		
國際健康促進學校訓練研討會	2004	
為寮國提供諮詢專案		
	2003	啓動兒童早期教育工作者預防SARS健康育與健康促進認證課程
啓動香港健康學校獎計畫	2001	
	1999	展開青少年危險行為監控
啓動學校教育工作者健康教育與健康促進專業文憑		
	1998	

資料來源：Lee 等人，2014a。

圖5.4：健康促進學校的監督與評估週期

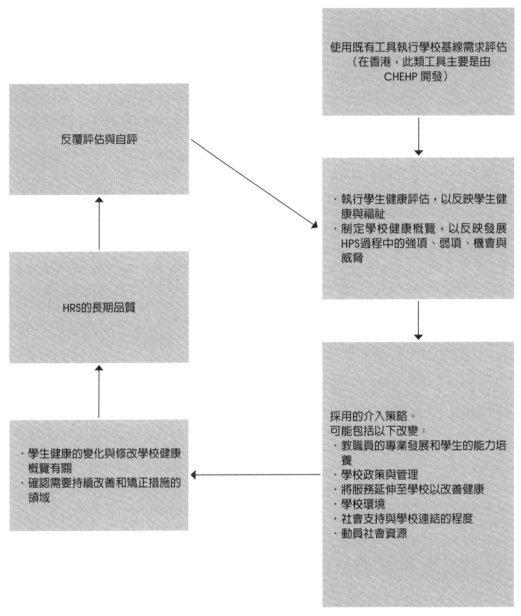

使用既有工具執行學校基線需求評估
（在香港，此類工具主要是由
CHEHP 開發）

反覆評估與自評

· 執行學生健康評估，以反映學生健
　康與福祉
· 制定學校健康概覽，以反映發展
　HPS過程中的強項、弱項、機會與
　威脅

HRS的長期品質

· 學生健康的變化與修改學校健康
　概覽有關
· 確認需要持續改善和矯正措施的
　領域

採用的介入策略。
可能包括以下改變：
· 教職員的專業發展和學生的能力培
　養
· 學校政策與管理
· 將服務延伸至學校以改善健康
· 學校環境
· 社會支持與學校連結的程度
· 動員社會資源

資料來源：Lee, 2018b。

　　毫無意外，這些指標對應於推動正向改變學校場所的主要因素（表5.2），由於可以反映學校的改進情況，因此可視為教育成果。

表5.2：促進各關鍵領域改變的關鍵指標

健康學校政策

PO 2.1	健康飲食政策
PO 2.2**	安全校園政策
PO 2.3	和諧校園政策
PO 2.4**	動感校園政策

學校的物理環境

PE 1.1	學校確保會隨時照護其學生的安全
PE 4.1	學校已制定制度，確保校內販售或供應的所有食物皆能促進健康飲食

學校的社會環境

SE 2.2*	學校已制定制度，預防和管理校內學生之間不可接受的行為，並鼓勵教職員樹立個人典範，以培養學生的正面行為
SE 3.2	學校已制定制度，照顧具有情感需求或在生活中遭遇突發創傷事件的學生和教職員

健康生活行動能力

AC 1.1	學校以系統性方法提供健康教育
AC 1.3	學校致力確保所有學生都有機會積極參與適合年齡的各個主題
AC 2.1	學校使用各種以學生為導向的創新策略和方法，辦理健康教育和健康促進活動
AC 3.2*	指派教職員接受健康教育專業訓練，或參加與發展健康促進學校有關的討論
AC 3.3	學校教職員參加各種健康教育研討會或專題討論會，且有機會與其他老師合作及交換意見，以強化健康教學。
AC 3.4	學校為教職員提供多元的健康教育資源，並且妥善規劃和管理這些資源
AC 4.3	學校為家庭成員和社區提供與健康有關的資訊與資源

社區連結

CL 1.2	學校向家長徵詢與發展健康學校有關的建議，並鼓勵家長積極參與制定和審查健康學校政策的聯合討論
CL 2.2	學校向充分瞭解學校之社區成員或團體徵詢發展健康學校的建議和專業意見，並邀請其參與評估學校的發展需求，並討論制定相應計畫及專案的安排準備工作
CL 3.2*	學校與社區機構建立連結，並與其合作共同推動社區健康教育活動
CL 3.4**	學校支持教職員參與各種健康教育的交流活動

校園健康照護與促進服務

HS 2.3	提供基本健康照護服務與管理

*僅限小學 **僅限中學
資料來源：Lee 等人，2019。

下一章將討論HPS模式如何促進教育與健康之間的連結，以及學校如何充分運用HPS框架改善學生的健康與福祉和加強學校管理，從而打造健康的學習環境。

香港學生健康與健康促進學校有效性的涵義

李大拔（Albert Lee）、盧兆姿（Amelia Lo）、姜美雲（Vera Keung）、
鄺智明（Amy Kwong）、陳愷瑩（Ceci Chan）、謝希嫣（Hedy Tse）、
張嘉文（Calvin Cheung）、李浩宜（Queenie Li）

　　城市超級使者在完成健康促進學校（HPS）的研究之後，已更深入瞭解學校健康促進過程的基礎框架與理論。接下來將深入瞭解連結健康與教育的實際做法，以及個別學校如何在學生的總體發展和妥善管理學校人員與基礎設施之間發揮中介作用。因此，城市超級使者尋求與相關領域的專家，討論發展HPS的複雜性及評量成敗的方法，並著重於青少年肥胖個案研究和香港HPS的成效。

學生的健康與福祉對教育的涵意

連結教育與健康

　　Araφ等人於1986年指出，在學校中參與度越高的學生，越可能擁有優異的學業成績，且越可能展現出正面行為，而越疏遠的學生越有可能表現出危險行為。因此，可以很自然地做出結論：如果學校為學生提供全面性的教育和社會體驗，即能產生最大的教育與健康效益。

　　St Leger與Nutbeam（2000b）進一步探討健康與教育之間的此類關係，並從健康和教育的觀點繪製出學校教育促進架構。作者們的研究強調學校之相關結果、學校本位介入，以及影響學生教育與健康結果之輸入項目的一致性越來越高（表6.1）。愛爾蘭公共健康研究所（IPH）的一項回顧研究也指出，教育是健康問題的一項重要社會決定因素（Higgins等人，2008）。IPH根據研究結果，勾勒出教育與健康的關係（圖6.1）。除明確指出必須共同負擔健康責任外，IPH更強調必須確認適當和有效的介入，以改善學生健康。

方興未艾的青少年肥胖議題

Blum與Dick（2013）在《青少年健康雜誌》（*Journal of Adolescent Health*）上一篇與方興未艾的青少年肥胖議題有關之特刊的社論中，強調學校政策和計畫與青少年肥胖的生物學和心理學面向有關（表6.2）。作者們將研究結果總結如下：

1. 存在共同決定因素（例如大腦內部途徑），且這些決定因素與危險行為之間相互關聯，因此決定因素會影響行為傾向，反之亦然。例如，在長期暴力環境下成長會影響大腦發展，從而影響認知、情緒反應、心理健康和服用藥物，且會進一步影響暴力和性行為。

2. 如果我們能深入瞭解青少年在青春期遭遇的生物、社會、環境和家庭風險，即能制定更個人化的預防與介入措施。

3. 重要的是我們必須隨著對大腦成熟日益深刻的瞭解，重新思考「成熟的未成年人」概念與青少年的知情同意。

這些研究結果指出，青少年發展的科學應影響政策與計畫，以避免非傳染性疾病（NCDs）和轉變為負面行為，以及改善青少年的健康成果。

表6.1：規劃教育與健康之間的連結

健康觀點	教育觀點
健康目標 · 促進身體與心理健康 · 降低心血管疾病、癌症、傷害和心理疾病的發病率與死亡率	**教育目標** · 自治 · 獨立 · 公民身分
學校相關結果	
終生學習 · 發展適當之知識與技能，以因應人生各階段和各種生活事件的能力 · 家長身分 · 管理慢性病 · 因應充滿壓力的生活事件	**終生學習技能** · 參與正式教育訓練機會的能力、資格與承諾 · 從人生各階段和各種生活事件中學習

學校相關結果	
能力與行為 ・健康加強行動 ・規律的身體活動 ・均衡的飲食 ・不抽菸 ・飲酒適量	**能力與行為** ・素養 ・算術 ・解決問題
特定相關知識與技能 ・評估和使用健康資訊與服務 ・社會和政治技能 ・健康素養 ・消費者健康素養	**特定相關知識與技能** ・科學、語言、社會科學、創意藝術和科技領域
自我屬性 ・提升自尊 ・管理人際關係	**自我屬性** ・對個人和社會負責的態度與作為
學校本位介入	
教室學習與教學 ・正式的健康課程 ・著重於生物學與行為面向	**教室學習與教學** ・整合 ・覆蓋 ・時間分配 ・發展技能
打造支持性物理環境 ・娛樂遊戲與身體活動區域 ・照明良好及安全的學校建築物 ・遵守職業健康與安全標準	**打造支持性物理環境** ・學生、教職員和家長加強學校設施 ・認可學生的藝術文化創作
打造支持性的社會環境 ・創造支持心理健康的氛圍 ・鼓勵學生討論相關健康議題	**打造支持性的社會環境** ・關懷、信任與友善 ・鼓勵學生積極表現和參與
執行學校政策 ・選擇食物 ・強制回報虐待兒童和傳染性疾病 ・安全 ・藥物	**執行學校政策** ・紀律 ・公平性 ・安全（身體和情緒）
提供學校本位健康服務 ・篩檢 ・免疫	**提供學校本位健康服務** ・基本急救 ・個人關係諮詢

學校本位介入	
與家長和當地社區合作 ・家長組織 ・地方政府 ・健康機關	**與家長和當地社區合作** ・家長和教師組織 ・服務組織
輸入項目	
課程產品 ・明確的主題 ・行為導向 ・強調結果評估	**課程產品** ・整合課題内容 ・受到學習和教學理論與實務的影響 ・強調過程和結果評估
專業發展 ・適用於老師及學校健康與福利人員 ・建立健康知識與信心 ・建立健康議題與健康資源意識	**專業發展** ・適用於老師及學校健康與福利人員 ・在學習和教學過程中發展技能 ・瞭解社區内部及各種社會環境下的健康
公共政策與學校組織實務 ・規則與規範（例如傳染性疾病、虐待兒童等 　優先事項） ・健康與安全需求	**公共政策與學校組織實務** ・規則與規範 　－加強學校倫理 　－遵守紀律與關係標準 ・健康課程優先事項與時間分配

資料來源：St Leger 與 Nutbeam, 2000b。

圖6.1：教育與健康的關係

明確的教育與健康政策

教育	中介影響因子	健康
	個人：性別、年齡、種族淵源、健康行為、知識與技能 **社會**：融合、參與、網路與文化規範 **經濟**：就業所得	（身體、心理 和社會）

廣泛的社會和經濟政策

資料來源：IPH, 2008。

表6.2：新研究的新發現

新研究讓我們能更深入瞭解
・路徑可確認、映射出因素或行為之間如何相互影響，進而導致一連串負面結果。
・青少年的大腦仍具有可塑性，且可透過適當的介入重塑大腦。
・環境在決定行為模式中扮演重要的角色，從演化生物學的觀點來看，獲得同儕認同是群體動能的核心。
・環境因素與基因表現的基因組和表觀基因組控制會產生交互作用，影響青少年及以上年齡層的發病率和死亡率。
新研究讓我們能更深入瞭解
・青春期重視尋求感覺和冒險。
・對懲罰的回應遲鈍，對獎賞回應熱烈。
・在情緒高漲的盛怒時刻（熱認知），青少年的理由本質上與成年人不同。
・類似於其他嗜好，過度美味的高熱量食物會啟動獎賞路徑。
新研究會激發新的思考方式
・青少年在情緒、刺激或壓力環境下，更有可能會做出偏差的決定。
・相較於懲罰，獎賞更能激勵青少年。

資料來源：Blum 與 Dick, 2013。

　　Spear（2013）在一篇與青少年神經發展有關的論文中指出，青少年大腦中與獎賞有關之區域的活化程度會逐漸增加，但是對厭惡刺激的敏感度可能會逐漸減弱。青少年的大腦仍具有可塑性，因此大腦內部的功能變換（賀爾蒙激素升高和其他生物學的變化）與文化、經濟和心理等力量會產生交互作用，共同塑造青少年的思考、感覺與行為。事實上，從生物學觀點來看某些典型的青少年行為，包括冒險行為，可能有一部分是受到大腦驅動，因為相對古老的大腦系統內部發生發展性轉化（Developmental Transformation），使大腦對不同的刺激產生不同的反應（Spear, 2013）。

　　Wang 等人（2013）也進行了類似的生物學重點研究。該研究強調根據動態表觀遺傳機制，發展早期預測和預防模式，因應內外部環境刺激的新機會（BOX 6.1）。作者們在研究中提出許多重要問題，例如早期生活中的逆境（營養不良、產前或產後二手煙、內分泌干擾物、壓力、低社會經濟地位等）對肥胖的發展與持續，具有多大的影響作用？為了回答此問題，必須先研究哪些發育時間窗口對環境暴露、代謝重新編程或肥胖可逆性最敏感、從生物學的觀點來看已潛藏了哪些早期生活風險因子，以及這些因子如何導致終生，甚至跨世代的後果。

BOX 6.1：慢性病在生命中的起源及其表觀遺傳學

（資料來源：Wang等人，2013）

　　健康與我們的一生緊密結合，從受孕到胎兒生命，再到幼兒和青少年、成年，直至變老。每一個階段都有不同於其他階段的健康需求和問題，但是都彼此關聯。越來越多人認為早期生活的經驗和逆境，可能會對未來的成長、發展、健康和疾病形成造成深遠影響。因此，必須瞭解，從生物學的觀點來看潛藏了哪些早期的生活經驗與暴露，以及這些經驗和暴露如何導致終生後果。

　　肥胖是全球性的公共健康問題。越來越多流行病學和動物研究指出，出生前後及出生後之早期環境的人類神經內分泌系統和代謝系統發育編程與日後的肥胖風險增加有關。例如，懷孕和生命早期的營養與賀爾蒙狀況，可能會影響食物攝取控制器官和代謝器官的發育，特別包括負責建構消化行為和調節能量消耗的下丘腦結構。此「發育編程」似乎與基因體DNA序列較無關，且很可能是以表觀遺傳機制為中介。

　　表觀遺傳學主要是研究基因表現的有絲分裂和減數分列遺傳變化，這些變化都是在DNA序列沒有改變的情況下發生。表觀遺傳改變會經由從配子發生到發胎發生的動態轉錄活動，影響一生的疾病發展。從動物模型和人體獲得的證據顯示，子宮時期是形成表觀基因變異性最敏感的階段，此類變異會對日後的一系列失調發展風險造成影響。出生時的基因體反映出基礎基因變異、子宮內環境暴露和隨機表觀基因變異最真實的結果。在人類的一生中，身體細胞和器官會不斷對內外部環境產生反應，並進行調整。雖然我們的基因序列不會改變（除突變情況外），表觀基因變異（控制基因表現）卻會隨時處於動態，且表觀基因改變為可逆。研究顯示，人類疾病病原學中存有表觀基因體異常改變的現象，包括各種形式的癌症和心血管與自我免疫疾病。表觀遺傳學很可能是基因型與環境、表現型與疾病之間不可或缺的紐帶，也可能會改變我們對疾病病原學的瞭解，以及我們預防和治療非傳染性慢性疾病的方法。

　　事實上，Potenza（2013）曾經檢視成癮症狀的生物學模型，並強調基因與環境因素對青少年成癮行為的交互影響作用。該研究亦提供證據支持風險因子預防性策略，以及加強個人、家庭和社區防護因子。青春期是大腦發展和行為變化的重要時期，也是非常容易成癮的時期。Lee與Gibbs（2013）也支持在單純行為方法之外施以中度介入。他們的研究著重於食物成癮與肥胖神經學，並針對處理青少年肥胖問題提供了預防選項（圖6.2）。Lee與Gibbs認為，可以藉由處理遠端和近端決定性因素的方式，解決致胖環境問題。

　　同樣地，營養與生長影響研究（SING）專案計畫探討了社會人口因素對健康的影響（Lee等人，2017），特別是次優生長和營養狀況與多種因素之間的相互關係，例如飲食模式、養育技能、父母的健康素養、家庭環境及次優哺育。SING專案強調，需要使用內含遠端、中間和近端決定性因素的研究模型才能研究健康結果（圖6.3）。在低收入國家中，都市化快速發展的負面效應，導致飲食成分之致胖轉變的發生速度遠高於潛在效益（Dixon等人, 2007），從生物學和環境的觀點來看，必須使用考量健康複雜性的模型才能完成研究。最終是以涵蓋面更廣的健康場所計畫目標，做為健康促進生態模型，其中的健康係取決於環境、組織和個人或生物因素之間的複雜交互作用。

圖6.2：透過「家、社、校」協作模式與飲食、運動強化青少年神經發育的正向發展

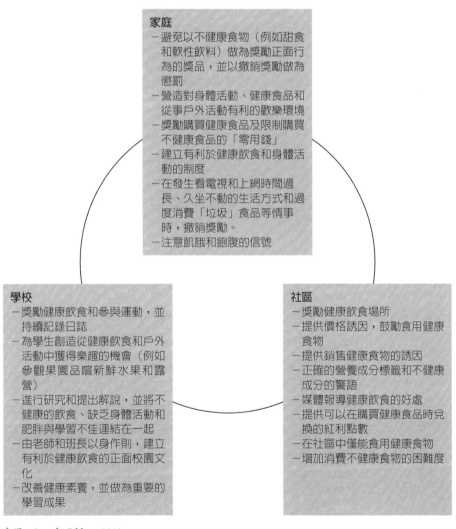

家庭
－避免以不健康食物（例如甜食和軟性飲料）做為獎勵正面行為的獎品，並以撤銷獎勵做為懲罰
－營造對身體活動、健康食品和從事戶外活動有利的歡樂環境
－獎勵購買健康食品及限制購買不健康食品的「零用錢」
－建立有利於健康飲食和身體活動的制度
－在發生看電視和上網時間過長、久坐不動的生活方式和過度消費「垃圾」食品等情事時，撤銷獎勵。
－注意飢餓和飽腹的信號

學校
－獎勵健康飲食和參與運動，並持續記錄日誌
－為學生創造從健康飲食和戶外活動中獲得樂趣的機會（例如參觀果園品嚐新鮮水果和露營）
－進行研究和提出解說，並將不健康的飲食、缺乏身體活動和肥胖與學習不佳連結在一起
－由老師和班長以身作則，建立有利於健康飲食的正面校園文化
－改善健康素養，並做為重要的學習成果

社區
－獎勵健康飲食場所
－提供價格誘因，鼓勵食用健康食物
－提供銷售健康食物的誘因
－正確的營養成分標籤和不健康成分的警語
－媒體報導健康飲食的好處
－提供可以在購買健康食品時兌換的紅利點數
－在社區中僅能食用健康食物
－增加消費不健康食物的困難度

資料來源：Lee 與 Gibbs，2013。

圖6.3：涉及肥胖相關健康結果的遠端、中間和近端因素

遠端決定因素	中間決定因素	近端決定因素	結果
促進健康飲食的機制（例如政策和準則）	飲食與營養方面的行動能力	飲食行為	各種與飲食不均衡有關的疾病
不同的利害關係人參與	支持健康飲食的社會資源	營養諮詢服務	肥胖Obesity
		篩檢體重過輕或過重	肥胖造成的疾病
		家庭、學校和社區健康的飲食環境	

資料來源：Lee 等人，2018b。

　　WHO在後續與青少年肥胖有關之生物學研究的激勵下，將青少年健康危險行為的共同社會決定因素列為優先介入處理事項，並更重視如何在影響個人行為之行動以及依據政策與法規環境採取的行動之間取得平衡（Bustreo與Chestnov，2013）。此類作為進一步增強了環境對青少年健康的明顯影響，以及學校政策和組織影響健康行為的方式。因此，方興未艾的青少年健康議題使學校的HPS發展過程變得更重要。

健康素養

　　正面健康文化有助於培養較高的健康素養，協助個人增強人際、認知和社會技能，且這些將可決定個人獲得、瞭解和使用資訊改善及維持良好健康的能力（Nutbeam, 2000）。學校是學生培養健康素養的重要場所（St Leger, 2001）。世界各國的計畫經驗和研究成果指出，青少年需要與其健康和發展有關的資訊、協助他們避免危險行為的生活技能與諮詢服務、令人滿意及能負擔的健康服務，以及安全的支持性環境（WHO, 1999）。學校應強調批判性思考，以協助學生瞭解與學校健康服務有關的「為何、何時、何處、什麼及如何」等問題（Lee, 2009d）。健康素養會影響行為，而使用健康服務會影響健康成果。因此，降低社會的健康成本和加強健康素養，將會逐漸增強自治與個人的能力（Sorensen 等人，2012）。

健康素養過程可視為個人朝提高升活品質方向發展的一部分。健康素養不僅是閱讀能力而已，基本素養和算術技能（以及與這些技能有關的認知發展）都是健康素養必備的基本條件（Protheroe等人，2011）。教育和學校環境在協助學生發展高水準素養，確保學生未來能擁有健康生活方面，扮演重要的角色。在香港，發展健康的生活方式，是香港教育局訂定的主要學習目標之一。

香港中文大學健康教育及促進健康中心（CHEHP）發起亮麗多彩蔬果專案之目的是制定永續政策，並為環境變遷提供中介，在小學推動多吃蔬果（Lee等人，2010a）。相較於其他蔬果推廣專案，該專案為同類計畫中第一個採用健康學校概念及納入健康促進策略的專案。除強調改變個人知識和態度外，該專案亦強調改變環境與政策。因此，有必要評估該專案的成敗。此次評估是採用學生問卷調查的方式進行。調查結果顯示，營養知識在統計學上出現明顯的改善，58.7%的學生在基線通過知識評分，後評估分析顯示為73%（p< 0.001）（Lee等人，2010a）。縱向比較結果顯示，有較高比例之學生回報食用適量的蔬菜和水果。加權午餐調查顯示，學生午餐時間的整體蔬菜食用量增加了63.3%（p<0.001）。縱向研究也顯示，學生減少了高脂高糖點心的食用量。減少最多的是軟性飲料和含糖飲料的飲用量，其次是冰淇淋與甜點。

半數以上參加亮麗多彩蔬果專案的學校回報，他們在專期間加強了管理學校午餐供應和點心鋪的監督措施。根據為期五天的午餐菜單審查結果，顯示學校午餐供應的營養品質已獲得改善，即午餐增加了蔬菜及減少脂肪和鹽的含量。學生午餐的加權調查結果指出，午餐時間的蔬菜平均權重在統計學中明顯增加了23.6%（$p = 0.007$）（Lee 等人，2010a）。

除學校和學生的變化評量值外，調查結果也顯示家長的健康知識亦獲得明顯提升。綜上所述，該專案採用以HPS概念為基礎的健康促進策略，並著重於改善學校的飲食政策和環境、訓練老師與家長、邀請家庭和社區參與、推廣全方位營養教育計畫，以及鼓勵學生積極參與。實施結果顯示如何運用HPS框架建立支持性環境、為政策改變提供中介，以及加強個人健康技能，以改善健康飲食和對抗兒童肥胖（Lee, 2009d）。BOX 6.2概略說明一所學校參加專案的研究個案。

雖然上述結果主要與肥胖（一種非傳染性疾病）有關，同時指出實作HPS概念可以提升學生在預防傳染性疾病方面的健康知識與實際作為。一項在香港經歷SARS疫情後進行的研究指出，相較於在未獲得健康學校獎之學校就讀的學生，在獲獎學校就讀之學生在個人衛生實踐方面的表現較佳、擁有較多的健康和衛生知識，且較容易取得健康資訊（Lee 等人，2008）。獲獎學校也擁有較佳的學校健康政策、較高的社區參與度，以及較衛生的環境。

Healthy Plan-Net：推廣健康素養以滿足健康教育需求

經證實，HPS模式在個人和制度層級可以有效改善學校健康素養（Nutbeam, 2008）。Healthy Plan-Net模型是以「健康素養為一種資產」的概念為基礎上，目的是進一步推展健康教育需求（Lee 等人，2018b）。該模式是採用以下理論：

- 功能素養：基本日常生活技能，例如自我管理、評估資訊以及服務，

- 互動素養：取得不同形式之資訊及解讀其意義的認知與社會技能，包括解決問題的技能、選擇和決策技能，以及

- 批判素養：理解與個人化健康資訊，以及妥善運用相關的健康資訊，包括批判性思考和設定目標。

Healthy Plan-Net（圖6.4）將這些理論與香港HPS採行的綜合性學校健康教育各元素進行整合（Lee, 2009b）。此項整合有助於推廣健康素養，因為將可使個人更能掌握健康以及健康問題的人際、社會和環境決定因素（Nutbeam, 2008）。

Lee（2009d）指出，此全面性Healthy Plan-Net能有效改善健康飲食的健康素養。在一項針對香港中國糖尿病患進行的隨機對照研究中，接受密集健康素養介入（以自我管理技能和自我效能改善為基礎）的病患，經證明在追蹤期間的飲食習慣已明顯改善（Lee 等人，2010a）。因此，Healthy Plan-Net可以協助個人獲得規劃健康生活的能力，確保在日常生活中做出有明智與健康的決定。

為了實施Healthy Plan-Net，必須先完成需求評估。需求評估係定義為「計畫規劃者確認及衡量實際與應有間之差距的過程」（Jordan 等人，1998）。

BOX 6.2：運用健康促進學校框架促進健康飲食與減少行為風險：個案研究
（資料來源：CHEHP, CUHK）

在參加亮麗多彩蔬果專案的一所學校中，校長和負責協調的老師均已完成健康教育與健康促進專業訓練，並堅定承諾促進學生和教職員的健康及發展。學校在HKHSA計畫的HPS框架指引下，將健康概念納入學校的管理、課程與環境中。學校制定及定期檢討各種健康政策，包括內容廣泛的健康飲食準則。學校成立午餐監督委員會和販賣部（點心鋪）委員會，在CHEHP的支持下，負責監督學校的餐飲服務和點心食品供應，包括收取學生和家長的回饋。定期有組織地進行健康點心的銷售與促銷活動。該校於2003年禁止蘇打飲料和油炸馬鈴薯片。該校將健康教育列為課程和活動的高優先項目，在常識科課程中使用CHEHP提供的營養教育教學資源包。該校亦採用統整課程和專案學習模式學習各種健康主題，包括健康飲食、身體活動和心理健康。該校安排了晨間運動和課間眼睛運動，以及一項名為每日重大進步獎計畫的特別活動，以鼓勵學生增加活動量。該校於2004年成立教育資源中心，由已完成訓練的學生和家長志工負責管理。該中心不僅是管理資源，更是該校及其姊妹校的學生和家長訓練中心。CHEHP實施學生蔬果大使訓練計畫和家長志工訓練計畫，完成訓練的大使和家長皆會積極參與將健康訊息傳遞給同儕的活動，並協助執行校園營養促進計畫。該校在定期的健康談話會（即年度健康嘉年華）、學校參訪和健康學校或幼稚園主題討論會中，透過經驗與資源分享，與家長、當地社區團體和同學區鄰近學校保持良好的合作關係。該校在CHEHP的支持下，於2003年開始支援鄰近的幼稚園發展成健康促進幼稚園。

專案的影響與成果

該校因為在2005年達到WHO設定的HPS標準而獲得金獎。證據顯示該校在飲食和運動習慣及心理健康方面皆已獲得改善。根據觀察結果顯示，高脂肪點心（例如油炸馬鈴薯條和馬鈴薯片）、蘇打飲料及其他含糖飲料、巧克力和糖果的食用量皆已減少。自2004年5月進行基線加權午餐食用量評量以來，午餐時間的蔬菜供應量增加了將近兩倍，而食用量增加了三倍。值得注意的是，在參加HKHSA計畫後的兩年內，小四男童打架和吵架的比例從22.7%降至3.8%。回報自殺想法、計畫或行動的學生比例也已顯著減少。同時提升了該校的健康政策、課程以及與家長和社區的連結。除參與和支持機會外，也為家長提供更多與學校協調的機會，以確保孩子們均衡發展。社會和物理環境同樣獲得改善。該校與另一所獲得金獎的中學合作，並與同學區的其他學校和幼稚園共同建立健康學校網，分享發展和實作HPS概念的有效做法。健康學校網支持20所小學和幼稚園邁向健康之路。該校的行動激勵了其他學區的學校採用HPS框架，或擔任幼稚園的顧問。

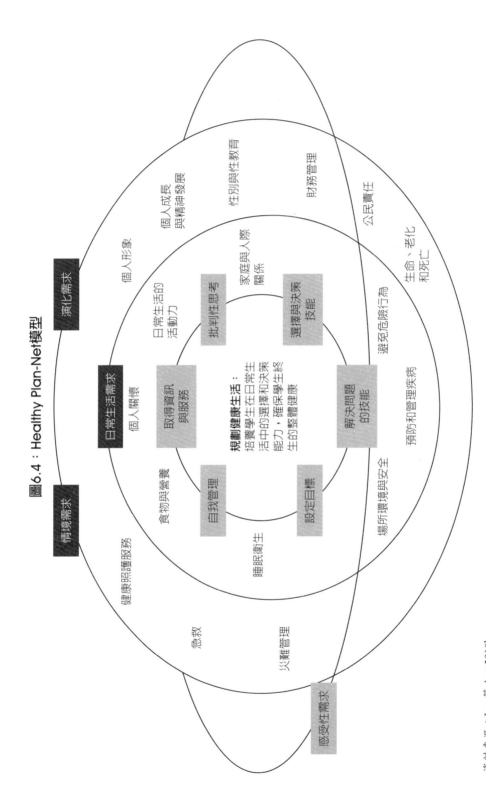

圖6.4：Healthy Plan-Net模型

資料來源：Lee 等人，2018b

簡言之，需求評估之目的為確認當事人的需求，並決定是否滿足這些需要。健康需求可以分為兩大類：

‧健康專業人員察覺的服務需求（實際需求），以及

‧依據當事人之人數判定的服務需求（感受性需求）。

除確認需求外，需求評估亦可能提供資訊，以協助依據年齡、性別、社會經濟地位、健康行為和態度等人口統計變數，將目標族群分組。規劃者可以透過此類編組方式，針對各個特定子族群設計計畫，此做法是一種重要的行銷策略。例如，在某些情況下無須過於關注實際需求，而必須特別重視感受性需求，以滿足個人慾望。但是，在其他情況下，實際需求的重要性可能大於感受性需求。實際需求可以進一步分為日常生活需求、演化需求和情境需求，且可以再進一步分組，並能在特別重視實際需求的同時，反映出個別環境與情境。

Healthy Plan-Net模型之目的是將健康素養與綜合性學校健康教育各元素進行整合，以滿足健康教育的實際需求和感受性需求。Healthy Plan-Net的外層（圖6.4）顯示出個人偏好和感受性需求，而內層則為實際需求。我們必須在生命的不同階段，確認實際需求和感受性需求的交互作用與限制。例如，學生可以藉由培養內圈六個領域的健康素養，改善內層第二圈的健康素養（例如日常生活的活動力和避免危險行為），以滿足其日常生活需求。

學生在理解Healthy Plan-Net模型第三層的元素（例如生命、老化和死亡及瞭解健康服務）之後，將能改善其健康素養，以滿足情境需求和演化需求。即能透過整合健康學習，培養六個領域之健康素養的方式，在宏觀層級達成實際需求和感受性需求的全面協調與平衡。在此階段，學生應有能力瞭解健康生活的複雜性。學生應能運用這些新的知識加強其能力，在日常生活中做出有利於健康的選擇和決定，以呈現出最佳的健康幸福狀態。

健康促進學校的成效

學校的核心事務為加強教育和促進學習，且有明確的證據顯示健康學生的學習效果較佳。此外，有證據指出，學生的健康狀況和行動能力在獲得改善之後，學習成

果也會隨之提升（Feinstein 等人，2008、Taras，2005a，2005b、Taras與Potts-Datema，2005、Warwick 等人，2009）。HPS在已有成效的學校中，為學生提供累積教育和健康資產的機會，從而為學校增加更多重要特色（St Leger 等人，2010）。

國際健康促進暨教育聯盟中與HPS準則有關的文件（IUHPE, 2009），以及許多概述香港健康學校獎（HKHSA）計畫系統指標的著作（Lee，2002、Lee 等人，2007c，2007d），都強調不同的HPS要素如何證實有效學校的關鍵元素（表6.3）。Lee 與 Cheung（2017）同時強調了結構化學校健康計畫（例如HPS模式）對教育成果的正面影響，以及該計畫改變學校之職業文化和校內專業機構與學生身體、情感、社會和心理健康的能力。此論文亦指出，香港的情感與社會成效評估工具（ATASO）可以反映出校內學生的社會發展，且與行動能力和學校社會環境的核心領域類似（皆為HKHSA的關鍵領域）（Lee 與 Cheung，2017）。香港HPS的正面經驗和成效，使課程更著重於健康對個人與社會的影響。事實上，新的高中課程已在2007年納入「自由研究下的公共健康與疾病預防」模型（課程發展議會及香港考試局，2007a）。同時導入了新選修課程「健康管理與社會關懷（HMSC）」（課程發展議會及香港考試局，2007b）。個人健康管理和促進社區健康皆為HMSC的核心元素。

HPS概念的實作成果反映出HKHSA計畫的執行成績。經證明，實施HPS模式可以改善學生的健康福祉和學校的文化、政策與組織，且更有益於學生的健康（Langford 等人，2014）。HKHSA計畫為優質的HPS計畫，且推廣HKHSA計畫的經驗顯示，僅有在多個領域（課程、學校環境與社區）進行複合式、多因素和創新性的活動，並確實累積老師的專業能力和學校文化，學校才能有效地促進健康和改變健康行為。HPS模式可為多層次介入提供完善的介作框架，以處理兒童和青少年的健康、教育和社會議題（圖6.5）。透過HPS概念建立專業和社區文化，打造出有利於健康的學習與教學環境（Lee, 2019c）。

HPS模型可以打造有利於健康的學校環境與文化，確保改善學生的健康和福祉。如下一章所述，職場同樣需要實作類似的模式，以使勞工可以在進入職場時維持正面的健康狀態。

表6.3：遵循健康促進學校模型的準則與系統指標，進行有效的校園活動

有效的校園活動	HPS 系統指標 （Lee 等人，2007c，2007d）	HPS 準則 （IUHPE, 2009）
使用實證化學習與教學方法	學校應提供適合學生年齡與需求的健康教育課程和活動，加強學生對關鍵健康內容領域的瞭解。	・加強學生的學習成果 ・依據正確的數據和評估標準，訂定實際可行的目標
主動鼓勵學生參與創造學習經驗	學校應打造適合的學習和教學環境，以促進及協助學習過程。	・讓學生參與和賦能 ・透過長期監督與評估尋求持續改善
促成學生之間的合作	學校應鼓勵學生參與制定政策	
立即為學生提供反饋	學校應採用各種方式評估學生的學習成果和教學成果。	
投入資源協助所有教職員培養能力	學校應制定健康教育訓練政策，並鼓勵和協助教職員參加訓練。	・連結健康與教育議題和制度 ・處理所有教職員的健康福祉議題
形成及推展高度期待	學校應加強發展學生的領導、溝通和人際關係技能。	・依據正確的數據和評估標準，訂定實際可行的目標
尊重多元人才與訓練方式	學校應鼓勵學生和教職員尊重及珍惜每一個人的文化、性別、宗教、弱勢族群及種族獨特性與差異。	・將健康整合至學校的持續性活動、課程和評估標準中 ・促進學生的健康與福祉
提供足夠的時間完成學習任務	學校應致力於確保所有學生都有機會積極參與適合其年齡的各個健康主題。	
確保家長、學生和老師共同商議制定學校的發展方向	學校應制定確保與家長密切溝通的制度應為家長提供與學校合作的機會，特別是在健康教育和健康促進活動方面。	・與家長和當地社區合作 ・依據正確的數據和評估標準，訂定實際可行的目標
為具有特殊需求的學生建立計畫和興建設施	學校應制定制度及採取適當措施，協助有特殊需求的學生。	・秉持社會正義與公平的概念 ・提供安全的支持性環境 ・透過長期監督與評估尋求持續改善 ・與家長和當地社區合作
在校長和學校主管的明確領導下，營造信任、尊重、合作及坦誠的校園氛圍	學校應徵詢家長提供與發展健康學校有關的建議，並鼓勵家長積極參與制定和審查健康學校政策的聯合討論。學校應制定制度，確保學生和教職員都擁有公平的機會。	

圖6.5：健康促進學校與介入框架

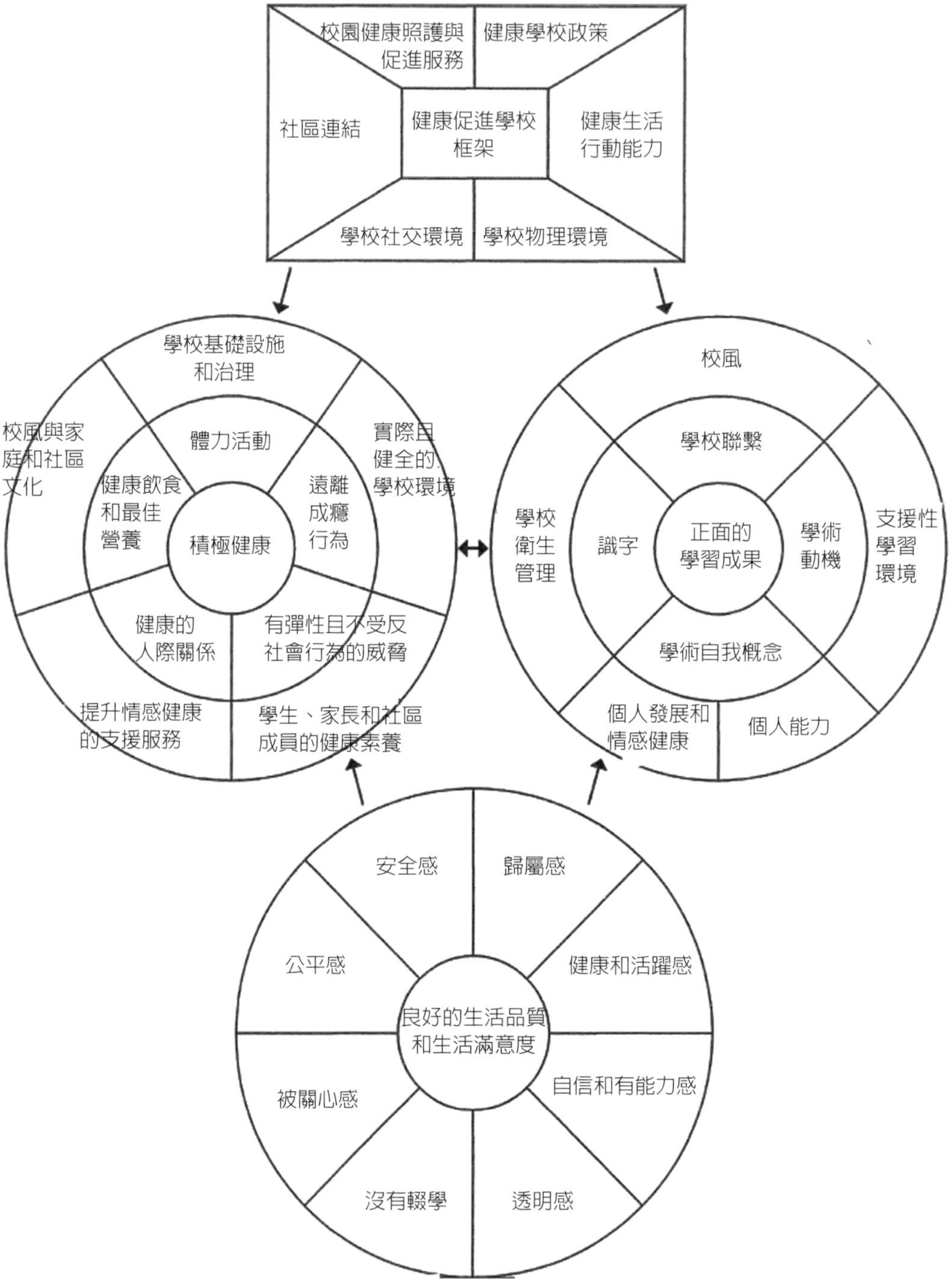

資料來源：Lee, 2019c。

第七章

健康促進職場：概念、評估與監督

李大拔（Albert Lee）

　　現在，城市超級使者已深入瞭解了如何在學校場所有效執行健康促進。但是，為了能有效影響群體健康，城市超級使者需要探索另一個重要的場所：職場。他同時需要向市長建議如何將醫療保健系統重新導引至健康促進。因此，城市超級使者閱讀了Chu等人（2000）之一篇以福斯汽車公司為例，說明健康促進職場的論文。在城市的永續成長和發展過程中，不應忽視健康促進職場。城市超級使者以這一篇論文為基礎，研究健康促進職場的概念、評估與監督。

　　職場的健康相關生產損失主要是歸究於員工健康，而非工作環境的相關因素，且此類損失為反映職場實際影響的有效評量值。具體而言，健康相關生產損失主要與工作能力有關。表示對雇主而言，生病時的**假性出席**（即在生病時仍可在能力減損的狀態下繼續工作）是一件昂貴的事（Karlsson等人，2015）。在過去，生病缺席天數是雇主和社會估算生產損失成本時唯一的考量因素。但是研究顯示，員工抱病工作產生之後果的相關成本，至少可能是員工請病假的兩倍（Collins等人，2005、Stewart等人，2003）。因此，必須從更廣泛之社會觀點考量生病時的假性出席成本。

　　研究顯示，提供多種風險因子介入手段的有效職場健康促進計畫，在結合團體參與和為高風險員工提供降低風險的個人化諮詢服務後，將能帶來實效（Pelletier, 2001）。此類實效係依據臨床結果（Pelletier, 2001）、正面成本結果（Aldana, 2001）與健康意識的改善程度、風險的降低程度、疾病預防是否獲得改善，以及是否需要減少健康服務等職場情況進行判定。健康促進策略之目標應為提供更有利於改變個人行為的工作環境，並應透過修訂工作準則，支持和確保能長期實施。通常需要管理階層的支持，才能實施和修訂有助於促進及維持健康生活方式與行為的工作準則（Moy等人，2006）。職業健康準則應重新定位，使其有助於打造可以誘發多種正面改變的健康工作環境，例如加強職場身體健康、提高工作滿意度和減少缺勤，從而改善生產力和職場生活品質（WHO, 1995）。在全球化程度日益深化的市場上，必須擁有健康、具備勝任條件和態度積極的勞動力，才能確保成功。公私部門組織越認同此理念，健康促進職場的概念就越重要及意義越重大，且發展健康職場將會成為社會和經濟持續發展的先決條件（Chu 等人，2000）。WHO 的全球健康工作計畫（WHO, 1997c）呼籲制定改善勞動人口之健康的全面性計畫。此計畫係以健康促進、職業健康與安全、人力資源管理和持續發展等四個相關的基本原則為基礎。多部門夥伴關係和主要行動者的參與及合作，不僅來自於特定職場，更來自於影響職場生活的所有領域，此現象是屬於基本原則。

歐洲職場健康促進網（ENWHP）成立於1996年，是由15個會員國和歐洲經濟區（EEA）國家組成，該組織於1997年11月28日通過盧森堡宣言，宣布各會員國皆瞭解歐洲職場健康促進網的目標、策略與措施。

各會員國組織皆同意在所有層級發展和宣導職場健康促進，並進行有效的協調與合作。德國受委託負責建立必要的基礎設施（聯邦職業安全與健康研究院，1996）。因此，德國福斯汽車公司參與了一項令人矚目的個案研究（Chu 等人，2000），指出在實施職場健康促進之過程中可能發生的問題。

良好的實務典範：福斯汽車公司

福斯汽車公司（VW）是德國的主要汽車製造商，總部位於德國沃爾夫斯堡（Wolfsburg）。在2000年進行個案研究時，該公司擁有98,000位員工。健康保護和健康促進是健康管理的兩個組成部分，且是福斯汽車公司的兩大企業目標。健康管理是一個持續的過程，並以積極參與、團結和輔助原則（即自助為主，以公司支持為輔）為基礎。

福斯汽車公司的健康管理計畫是由兩部分組成，包括在所有子公司執行的一系列義務單元，以及針對特定需求實施的選擇性單元。所有活動皆以工作安排和工作設計為優先考量。這些議題包括：

- 創新的工作時間模式（工時帳戶），

- 導入新的工作安排方式，

- 制定避免性歧視和聚眾滋事的企業規範，以及

・符合人體工學的工作設計，以及由員工和健康專家參與投資決策過程，包括規劃新設備。

透過以下方式鼓勵員工積極參與：

・在公司多個部門成立健康圈（即負責解決問題的小組，任務包括確認健康相關問題和可能的改善措施），

・擴大日常工作檢查範圍，並邀請員工參與，

・定期針對員工進行健康事務調查，以及

・提供健康安全教育特別訓練單元。

　　高階管理階層是否提供支持以及是否能將其支持整合至改善過程中，是決定職場健康促進成敗的關鍵因素。福斯汽車公司於1992年建立適用於全公司的健康相關控制系統，定期分析疾病惡化的原因。之後討論了這些計畫的實施結果，並由管理階層根據此結果採取行動。此外，福斯汽車公司的管理階層與員工會定期進行討論，以處理預防性健康照護議題。福斯汽車公司透過這一套系統，採取了一項重要措施：當受傷或生病而長時間缺勤的員工回到工作崗位時，將與所有相關部門合作，共同制定該員工的個人復健計畫，公司的復健中心亦會為員工提供治療和運動教學輔導。所有的單元化措施，皆會以各項與健康生活方式有關的服務進行補充。

　　福斯汽車公司健康管理系統的成功反映於以下評量結果：

・1986到1996年間，缺勤情況減少一半，表示每一位員工的平均損失日數從1986年的24天減少至1996年的12天。

・出勤率（因損失天數減少）從1988年的91.7%增加至1996年的95.8%。

・每年減少大約9,000萬馬克（US$5,000萬）的人事成本，而健康率增加1個百分點。

　　如Chu等人（2000）的個案研究顯示，福斯汽車公司是良好實務的典範，且已證明全面介入職場健康的有效性。在針對39個組織層級的職場健康介入措施進行系統性檢視之後，發現在採取較全面之介入措施的同時，處理物質、組織和工作時間相關條件的成功率較高（Montano等人，2014）。在自評心理和整體健康及減少受傷率方

面，也獲得令人贊許的健康結果。這些研究進一步突顯出職場健康促進活動，從1970年代著重於個別勞工的單一疾病、風險因子或生活方式改變，演變成1980年代西方工業國家更全面之「健康」計畫的典範轉變（Paradigm Shift）（Chen, 1988）。

此種轉變代表我們已更深入瞭解眾多健康決定因素及組織與環境對員工健康的影響（Chu 與 Forrester，1992）。在香港，這些知識以及全球性公司的個案研究已轉化為健康企業倡議（Healthful Company Initiative）。

健康企業：香港倡議

健康企業倡議於2013年在香港成立，是一個以推廣職場健康為宗旨的平台。該倡議是由健康動力公司（Health Action）主導，該公司亦出版《健康動力》（*Health Action*）雜誌，在公共健康官員和企業社會責任專家的指導下，透過訪問香港之重要醫療保健專家的方式收集重要健康資訊，並提供給社會大眾（Lee, 2014a）。為了實施健康企業倡議，健康動力公司為會員公司的員工提供「我的健康諾照@Work」指南，協助員工反映和改善個人健康狀況。護照內容包括協助員工改善三大類身體健康：

- 生活方式——包括飲食和營養、久坐不動生活方式，以及運動、睡眠、抽菸、飲酒與藥物濫用、衛生與哺乳，

- 追求健康——包括建議進行醫療保健篩檢、接種疫苗、心血管風險因素與癌症篩檢，以及

- 職業健康——包括肌肉骨骼健康與眼睛健康。

護照內容亦包括員工的社會心理健康，例如情緒韌性、壓力管理、工作生活平衡以及情緒智力。

健康動力公司同時透過健康企業倡議發展出一套認證系統，協助公司發展成健康促進公司（BOX 7.1）。分數可根據調查結果編列成表格，且公司可以根據不同的成就等級取得證書。該調查著重有利於健康和重視關懷的職場文化，而調查提供的數據已可反映此種文化的發展程度，這是除勞工的健康福祉改善程度外，另一個重要的成果評鑑依據（Hawe等人，1990）。

BOX 7.1：健康企業評鑑調查問題集
（資料來源：Lee，2014）

一般職場與組織問題

1. 貴公司有多少員工擁有在責任表中列載之職場健康活動的正式工作說明書？（包括評估員工健康需求、健康促進、職業健康與安全、急救、缺勤管理、減壓活動、人體工學評估、參加健康委員會、志工活動、制定健康議題職場準則、建立員工彈性工時制度，以及維持辦公室內的光線、聲音、溫度和空氣品質條件等項目。）

2. 貴公司在職場健康方面的每年支出是多少？請以公司的年度營運預算百分比表示。（包括健康保險費、雇員支援計畫（EPA）津貼，以及員工健康或職業健康安全活動相關費用。）

3. 貴公司是否每年發行永續報告？

4. 貴公司是否已制定適用於全公司的一般職場健康準則？（職場健康準則正式概述了公司計畫綱要應提供有利於確保員工最佳健康狀態的工作環境。）

   a. 該準則是否包含健康元素？（例如，包含健康促進、減少健康風險、健康篩檢、營養的食物與接種疫苗。）

   b. 該準則是否包含安全元素？（例如，包含人體工學、工作相關危害、基本衛生與公共衛生。）

   c. 該準則是否包含環境元素？（例如，包含物理工作場所、環境保護和處理危險物質。）

5. 貴公司是否已成立由各層級或部門派員組成的職場健康或環安衛委員會？

6. 貴公司是否為正式員工提供涵蓋門診和住院支出的私人健康保險計畫？

身體健康問題

7. 貴公司是否為職場受傷員工提供物理復健服務、收入補助及適合的職位？

8. 貴公司是否為員工提供急救用品，並安排已接受急救訓練的人員隨時待命？

9. 貴公司是否為員工提供人體工學座椅（具備優異的背部支撐）以及其他人體工學設備，例如腳凳、腕墊、電話耳機等項目？

10. 貴公司是否提供員工免費肺炎疫苗接種或提供補助？

11. 貴公司是否為員工免費提供季節性流感疫苗接種或提供補助？

12. 貴公司是否已制定在會議或其他場合供需要食物時，提供健康食物及飲料選項的政策？

13. 貴公司是否定期免費為員工提供新鮮水果或其他健康點心或飲料？

14. 貴公司是否為員工提供團體運動計畫、內部運動課程、辦公室健身設備，或免費的健身中心會員或提供補助？

15. 貴公司是否已制定 HIV/AIDS 職場準則，涵蓋非歧視、意識、預防與健康支持？

16. 貴公司是否為員工提供免費年度健康檢查或提供補助，涵蓋由健康專業人員或家庭醫師實施的疾病風險評估與篩檢？（健康檢查項目包括腰臀比、膽固醇含量、血壓、血糖含量等。）

17. 貴公司是否為員工提供以下書面資訊或訓練課程（請勾選正確項目）：
　　☐ 健康飲食
　　☐ 運動與身體活動
　　☐ 戒菸
　　☐ 安全的飲酒量
　　☐ 睡眠
　　☐ 哺乳
　　☐ 性健康
　　☐ 急救
　　☐ 辨別心臟病發作跡象與症狀及採取應變措施
　　☐ 辨別中風發作跡象與症狀及採取應變措施
　　☐ 以上皆非，但是公司承諾明年達成此目標

社會心理問題

18. 貴公司是否針對影響工作壓力的職場議題（例如專案時間表、人員總數等），為員工提供參與決策的機會？
19. 貴公司是否為員工提供放鬆服務，例如按摩，或在公司內部為員工提供可以從事放鬆活動的空間，例如冥想、太極拳或瑜珈？
20. 貴公司是否已制定反霸凌準則？
21. 貴公司是否已制定處理人際行為和爭議解決辦法的職業行為準則？
22. 貴公司是否贊助或舉辦全公司的年度社交活動？
23. 貴公司是否已制定涵蓋員工志工活動、慈善捐助和社區夥伴關係的企業社區投資策略？
24. 貴公司是否允許員工採用彈性工時？
25. 貴公司是否為員工提供與工作生活平衡有關的書面資訊或訓練？
26. 貴公司是否已制定工作生活平衡準則？（工作生活平衡準則正式提出公司計畫綱要，支持員工履行對社區、家庭和所愛之人的承諾，其內容涵蓋彈性工作時間表、產假、陪產假、領養假等。）
27. 貴公司是否為員工提供壓力管理教育或計畫？
28. 貴公司是否免費為員工提供由心理健康專業人員或家庭醫師實施的臨床憂鬱症篩檢，或提供補助？
29. 貴公司是否為員工提供EAP或任何其他免費諮詢服務？（EPA是一種不公開的諮詢服務，目的為協助員工處理影響其生活、行為、表現或工作滿意度的個人問題。）

　　評估綜合性職場健康促進計畫是一件極具挑戰性的工作，因為此類評估不僅涉及監控和評估整體健康結果，同時涵蓋職場環境與文化的變化、各種策略的成效，以及健康計畫的成果（Chu等人，2000）。Hawe等人（1990）描述了三種職場健康促進評

估結果（BOX 7.2）：過程、影響和成果。健康企業調查可以評估過程，包括計畫的適用對象以及需要改善的面向，此調查亦可評估影響，包括評估健康工作環境相關準則。

BOX 7.2：成果評估
（資料來源：Lee, 2014）

評估過程：評估策略的執行（例如，從事活動的情況、參與者的滿意度、施行之計畫的品質或適當性、應改善計畫的哪些面向，以及計畫的適用對象等）。

評估影響：評估特定計畫活動的直接影響（例如，參與者之意識、知識、信念、技能和行為的提升與改變程度，以及提高士氣、因販賣部供應健康食物而減少鹽的食用量等）。

評估成果：評估計畫的長期影響（例如，改善勞工的健康和福祉、發展有利於健康及重視關懷的職場文化等）。針對此方面制定一組指標，收集職場基線數據和評估成果，將非常實用。

健康企業調查可藉由此項評估，反映發展有利於健康和重視關懷之職場文化的成果。該調查也可以提供一組進行基線評估的指標。

Khanal等人（2016）提到了澳大利亞新南威爾斯州職場健康促進計畫的成效。該計畫為如何使用為不同目的而收集自不同來源之數據，評估大型職場計畫方面的典範。新南威爾斯州的此項計畫採用的線上簡易健康檢查，經證明是評估職場和員工健康時非常實用的方法。健康企業倡議採用了類似的面對面健檢。然後，可以在實現員工和公司健康之終極目標過程中，使用取自於這些健康檢查的數據，更深入瞭解計畫的各項元素。

結語

相較於傳統方法，需要更靈活地實施職場健康促進計畫（Khanal等人，2016）。重視改善職場和員工健康的公司，在實施職場健康促進計畫時可以參考福斯汽車公司或其他典範企業的做法，或將其他倡議做為學習對象，例如香港的健康企業倡議。圖7-1顯示實施循環週期有助於滿足企業和員工的需求。影響企業員工健康的因素，包括以下改變：

　　・精神健康——加強人際關係與溝通，

　　・社會健康——加強連結，

　　・心理健康——加強自尊和自信，以及

　　・身體健康——加強體能與活力

　　在以下多個層面上，企業治理與員工健康之間存有明顯的關係，且都會影響員工健康：

　　・人力資源管理——符合員工需求（根據Maslow的需求層次理論），

　　・全面性品質管理——工作環境、工作滿意度、員工生活品質及員工關懷，

　　・工作環境的安全與保障，

　　・企業家精神——建構社會資本和社會企業。

　　然後，加強此類領域及回饋員工，以對員工健康產生正面影響，不斷擴大員工與企業管理之間的循環週期。提升員工的保障意識、對公司的奉獻與共事精神，以及勞工活力的整體增長，將會對公司的效率和生產力帶來正面影響（圖7.2）。最後，必須超越缺勤和假性出席的範圍，並著重於可以透過全面轉向公司整體健康之目標調整企業利益，將有助於提高公司獲利。

　　健康促進職場的概念幾乎適用於所有的工作相關場所，而其中需要特別關注的職場是醫療組織。第八章使用香港的個案研究，調查如何在醫療場所中加強健康促進計畫。

圖7.1：企業健康計畫實施週期

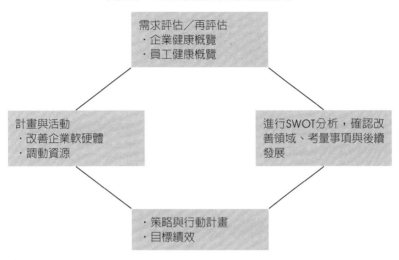

資料來源：Lee, 2019d。

圖7.2：職場與生產力

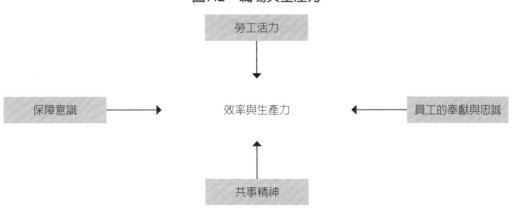

資料來源：Lee, 2019d。

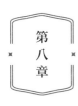

第八章

健康促進醫療組織：香港個案研究

李大拔（Albert Lee）、周奕希（Yick-hay Chow）

　　城市超級使者已經充分瞭解學校與職場等不同場所，如何貢獻一己之力改善群體健康，但是對於香港醫療場所的貢獻為何如此微薄感到困惑。城市超級使者依據建議，開始探討健康促進醫療組織的概念，且未揭限於醫院的健康促進作為。在研究過程中，他發現 Green 等人（2001）在一份與「醫療生態再探（*Ecology of Medical Care Revisited*）」的研究論文中指出，僅有少數人會尋求醫院解決健康問題。此項發現讓城市超級使者決定，除醫院場所外，將更廣泛探討其他健康促進服務。之後，城市超級使者開始研究結合各種醫療服務，改善當地居民之健康的香港葵青健康城市重點專案（*Kwai Tsing Healthy City Signature Project in Hong Kong*）。此項專案的成功，使其成為發展區域性健康倡議的基石，同時成為城市超級使者的最佳研究對象。

健康促進醫院與健康促進醫療服務

　　過去，醫院服務主要集中於疾病傷害患者的緊急救治，而健康統計數字主要反映死亡率和發病率，這些僅是臨床冰山的表象（Green 等人，2001、Lieu等人，2009、Denaxas 等人，2016）。

　　香港政府於1994年首次提出全香港基層醫療保健發病率數據（Lee等人，1995），在2007年進行第二次全香港研究（Lo等人，2010）。香港中文大學健康教育及促進健康中心在1999年進行首次的青少年危險行為調查（Lee等人，2004a）。香港衛生署衛生防護中心監測及流行病學處在2004年建立行為風險因子監測系統（BRFSS），並於該年進行首次調查。儘管這些研究在收集健康資訊方面扮演重要的角色，卻未將健康促進列為優先事項，且一直將其視為公共健康的一部分，而非例行臨床實務要項。臨床醫師通常會忽視醫療保健生態系統，特別是在醫院場所中，甚至會低估醫院場所外其他健康問題帶來的負擔，事實上其中有許多問題都可以在適當照護下達到預防效果

（Green等人，2001）。Frieden（2015）描述的健康影響金字塔（Health Impact Pyramid）指出，公共醫療應著重於分母（即可以從介入措施獲益之人口中，實際受益的人口比例）。相較於金字塔頂端的介入措施（例如臨床介入與個人諮詢），在金字塔底端採行改善措施（主要著重於處理社會經濟因素和改變總體環境，以使每一個人的決定都能更有益於健康）通常能以較低的單位成本，改善更多人的健康（Frieden, 2015）。消費意識興起導致更重視病患的權利及提供以病患為中心的照護，醫院服務不能再拘限於緊急疾病管理。健康問題社會決定因素委員會（CSDH）發現過去三十年來，全球健康已獲得明顯改善，此改善主要是透過三個途徑達成：改善日常生活中、採取行動處理不公平的資源分配，以及公眾健康決定因素的意識抬頭（Marmot等人，2008）。

城市環境知識網路（KNUS）於2007年接受CSDH委託發表了一份報告（Kjellstrom等人，2007），提出五個重要的健康改善建議：

· 建立社會凝聚力

· 促進健康環境

· 實施全民普及化的基層醫療保健

· 以健康場所做為運輸媒介

· 主動協調城市規劃，推動良好的城市治理。

此報告及其建議引發了針對健康促進醫院（HPH）與健康促進醫療服務之間的區別進行重要討論。HPH運動的主要關注點為將醫院環境發展成有利於改善健康和健康促進的組織場所（Pelikan等人，2010）。僅提供著重於特定疾病或器官的醫療服務無法改善群體健康，且已證實基層醫療保健是與正面健康結果有關的獨立因素，其他社會人口統計因素則為受控變數。KNUS的一份專題報告強調了健康場所與基層醫療保健組織之間的協同作用（Lee等人，2007a）。除優質基層醫療保健外，必須確保能獲得所有其他的健康服務，特別是全部人口中的弱勢族群，而採行所有族群通用的方法可能無法完全解決不公平問題。因此，應將HPH概念擴至基層醫療保健以外的其他醫療服務，以確保弱勢族群也能獲得必要的醫療保健服務。事實上，醫院有充沛的勞動力能與病患近距離接觸，因此，在病患特別重視自己健康和疾病的時代，能提供其他醫療服務的醫院，將能發展成促進健康的主要場所。醫院同時能與當地社區維持密切的關係，這些優勢將使醫院成為其他組織的學習對象。

　　本章將強調香港的三個研究個案。第一個研究個案涉及一間主要醫院，因為與其他健康場所協同合作，而發展成健康促進醫院（Lai, 2010）。此研究個案同時強調醫院場所在支持香港健康城市運動中扮演重要角色（Chow, 2018）。第二個研究個案研究涉及基層醫療如何透過正式醫療保健組織和非政府組織（NGO）之間的合作，達到促進健康和推動糖尿病（DM，一種非傳染性疾病）患者自我管理的目的（Lee 等人，2010b）。經濟學人智庫（Economist Intelligence Unit）在 2019 年發表的報告中強調，自我照護不僅能舒緩捉襟見肘的預算，且具有改善健康成果的潛力。第三個研究個案著重於香港的SARS疫情和流感暴發，以及基層醫療組織如何賦予社區韌性，對抗潛在傳播性和傳染性疾病的威脅（Lee 與 Chuh，2010）。這些經驗為世界衛生組織（WHO）的「自治市流感疫情應變（Municipality Response to Influenza Pandemic）」顧問研究提供助益（Lee 與 de Leeuw，2009）。

香港健康促進醫院的演變：個案研究——葵青區

　　香港是中國的特別行政區，擁有自己的司法和行政制度。衛生部的角色是由食物及衛生局扮演，負責監督政府的健康相關政策。醫院管理局（HA）為政府法定機構，負責為民眾提供醫院醫療，其市佔率高達90%左右。公部門普通科門診診所（GOPC）大約佔所有全科醫師（GP）服務量的20%，且從2004年起，醫院管理局接管了原本屬於衛生署的GOPC服務工作。衛生署是健康促進倡議的主要負責單位，但這些倡議僅編列了10%的預算。因此，許多健康促進運動都是由非政府組織和其他機構發起（Lee 等人，2007e）。由於公部門醫院擁有大部分市場和健康預算，因此被視為健康場所運動的主要推動力量，若被視為威脅，則會成為主要障礙。

　　葵青區（KTD）健康城市專案計畫是由香港瑪嘉烈醫院（PMH）的資源管理團隊發起。該團隊將當時的醫院執行長、護理服務部主管和社會區務部總監皆納入專案中。葵青區健康城市專案計畫與其他健康促進計畫同時進行，包括HPH、健康促進學校（HPS）、健康促進職場和社區醫療保健等計畫。該專案獲得健康城市聯盟（AFHC）頒獎鼓勵。此研究個案主要探討PMH的角色、HPH專案，以及該倡議如何與其他健康場所共同發揮綜效（Chow, 2018、Lai, 2010）。

需求評估式專案發展

　　除考量依據歐洲健康城市發展的概覽指標（Nakamura, 2003、WHO, 1997d）外，同時收集居民健康狀況、醫療保健服務利用情形與滿意度、生活方式、個人安全、運動水準、依據WHOQOL-BREF判定的生活品質等資訊（Hong Kong Project Team, 1997），並參考2014社區生活品質問卷調查中市民對衛生環境、保障、消防安全、不動產和建築物管理、公園與娛樂設施，以及文化與休閒設施的認知（Sirgy 等人，2000、Lee 等人，2004b），然後根據這些資訊和參考資料制定葵青區城市健康概覽。葵青區在根據以上資訊制定綜合健康概覽之後，依據該區的特殊需求制定健康計畫。以下為重要的研究結果：

- 葵青區的大部分居民（63.7%）都知道安全與健康資訊，且主要是透過電視或廣播獲得訊息，但是，僅有24.9%的居民參與或知道職業安全與健康。

- 大約三分之二的居民表示對社會安全感到滿意。

- 大約15%的樣本人口表示情緒問題影響他們的日常生活與工作能力。因此，葵青區應深入瞭解居民的心理健康問題，並利用社區資源建立社會支持網，進一步瞭解相關問題。

- 超過60%的成年居民（18-59歲）未進行規律運動。

- 對醫院臨床服務感到滿意的居民不到40%，僅有大約60%的居民表示對當地的基層醫療保健服務感到滿意。

- 大約40%的居民對於社區的健康教育和健康促進水準不滿意。

- 居民表示應為老年人、青少年和家庭提供更多元的服務，且應建立社會關係和制定自我發展計畫。

　　瑪嘉烈醫院於1975年正式營運，主要服務葵青區和鄰近區域，服務人口總數超過100萬人。該醫院擁有1,395張病床及1,000多張急診醫療病床。由於需求和醫療服務費用增加，導致高比例的病患表示對多項服務感到不滿意，如前述的社區診斷所示（Lee 等人，2004b）。針對此情形，該醫院認為必須採取典範轉變措施，將醫療保健服務轉型成社區型服務，並特強調健康促進和疾病預防。為了符合社區需求，瑪嘉烈醫院決定以HPH概念為基礎，針對相關專案計畫和健康促進倡議建立框架，以達成以下目標：

- 將醫院發展成更健康的工作和生活環境，以嘉惠該醫院人數龐大的員工和病患

- 擴大復健計畫，並將健康促進、健康教育、疾病預防和復健服務與醫療保健進行整合

- 提供與健康議題有關的資訊和建議

- 將醫院從僅關注治療的場所，轉型為重視預防和健康效益的場所

- 根據病患的健康潛力，鼓勵病患扮演積極和參與的角色

- 改進與社區既有之社會和醫療服務單位的溝通與合作，以促進病患的權利

- 推動院內的健康環境

- 建立符合人道主義、激勵生活的支持性環境，特別是為長期病患

- 加強資訊、溝通和教育計畫的提供與品質，同時為病患和家屬提供技能訓練

瑪嘉烈醫院不僅是推動HPH概念的主要動力，且是支持葵青區健康城市運動的主要力量。為了因應日益增加的醫療負擔，該院致力於將住院人數減至最低和推行社區照護，做為減輕負擔的策略方向。葵青安全社區與健康城市協會（KTSCHCA）於2000年，在區議會、瑪嘉烈醫院、葵涌醫院、職業安全健康局及其他政府部門、非政府組織、企業、學術機構和其他主要利害關係人的共同努力下成立。KTSCHCA在2004年成為AFHC的會員，並獲得WHO安全社區（WHO Safe Community）認證。KTSCHCA於2000年年初實施健康場所計畫發展區域性健康系統，並結合其他多種計畫，包括安全健康的家庭、安全健康的住房、安全健康的老年之家、安全健康的校園，以及安全健康的職場，而發展成安健康的社區。

瑪嘉烈醫院持續將健康教育與日常臨床工作整合，透過安全健康城市計畫和社區健康資訊中心支持社區健康促進倡議。該醫院施行具體的健康促進職場倡議，積極改善員工的健康和福祉。圖8.1顯示葵青區的HPH運動在其他場所產生連帶效應，使各場所可以藉由增效作用，建立安全健康的社區。KTSCHCA獲得2010 AFHC健康城市先驅獎。

圖8.1：連結健康場所

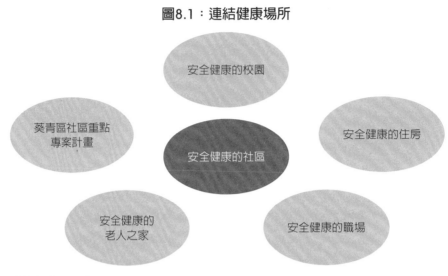

資料來源：Lee 與 Wei，2018。

　　香港行政長官在2013年的施政報告中指出，已撥發一項金額高達1億港幣（相當於大約1,300萬美金）的一次性專款至各行政區，協助該區依據社區重點專案計畫（SPS）實施各項專案。葵青區議會決定使用此筆款項進行名為「加強社區醫療保健（Community Healthcare）」的SPS專案計畫。KTSCHCA依據其在推動社區安全健康領域中累積的多年經驗，建議建立「醫、福、社」協作模式，充分運用跨部門夥伴關係和多領域平台，在葵青區發展安全健康的永續社區。該模式強調以病患為中心的照護，目的是為居民，特別是慢性病患者，提供更有效的醫療保健改善方法（圖8.2）。葵青區的社區重點專案計畫在韓國召開的2016 AFHC全球會議上，獲得AFHC良好健康系統類健康城市發展創意獎。同樣地，葵青區的社區重點專案計畫在馬來西亞召開的2018年全球健康會議上，亦獲得AFHC頒發兩個獎項：健康城市發展創意獎（健康場所與非傳染性疾病控制類）和AFHC健康城市堅定行動成就獎（最高級別）。

健康教育與日常臨床工作的整合

　　病患與家屬教育計畫之目的為藉由促進復元、快速恢復功能、健康行為和病患自主照護決定等方式，改善病患的健康。在過去數十年間，消費意識和自助運動逐漸興

圖8.2：社區重點專案計畫：「醫、福、社」協作模式

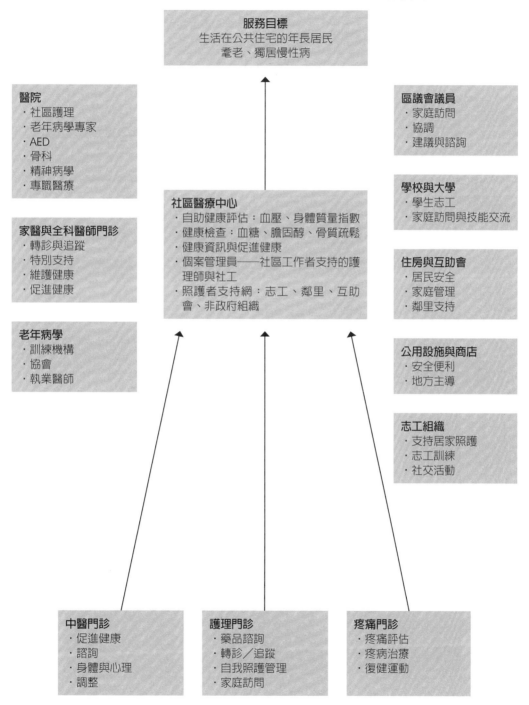

資料來源：Lee 與 Wei，2018。

起，不僅鼓勵民眾對自己的健康負責，更促使護理師和其他醫療專業人員積極進行病患教育，並做為病患照護的重要環節。事實上有證據顯示，當醫療專業人員在未提供其他資訊下主導病患的健康決策時，會使健康狀況變得更差（Kaplan 等人，1985）。

瑪嘉烈醫院將病患教育的觀點，從提供基本資訊轉變為與病患及其家屬深入討論病患管理疾病的能力與責任。此項轉變是透過實施不同的倡議獲得成果，例如：

- 針對所有住院病患進行護理評估，以判定病患的健康知識，

- 將病患教育納入所有照護過程和實務程序中，

- 製作與提供紙本和電子格式的病患教育標準教材，

- 在所有工作場所的顯示面板、展示區和展示架上提供健康資訊，

- 增加社區護理服務，包括在每一次就診時提供評估與健康健議，以及教育病患、家屬和照護者，

- 加強門診診所，以包含教育課程和候診室藥品諮詢，

- 在日間醫療中心提供程序資訊，

- 為糖尿病患提供教育課程和住院前門診，

- 提供與程序、治療和病後調養有關的教育資訊課程，

- 實施出院前評估，以及

- 為病患、家屬和照護者提供自我照護、復健、用藥和改變生活方式等資訊。

社區醫療協作專案計畫

瑪嘉烈醫院與其他機構和組織聯合制定倡議，以加強社區醫療。服務內容包括：

- 糖尿病視網膜病變攝影術

- 家庭護理從業人員先導計畫

- 社區和老人之家的預防跌倒

- 健康之夜與高卡路里、高鹽和高油脂等三個高風險飲食因子預防課程

- 校園和社區的感染控制與CPR訓練

家庭護理從業人員

　　該倡議可以在社區護理人員提供涵蓋全面性、總體性和持續性照護的廣泛服務時，賦予護理人員更多的社區護理責任。這些專責護理人員（稱為「長青護理師」，長青邨是葵青區的主要公共住宅區之一）負責病患出院、檢討基層醫療門診個案、提供病患健康議題相關資訊，以及建立服務網。該倡議的最終目標為降低健康風險和改善群體健康，以及賦予個人和團體改善健康的能力。

社區跌倒預防計畫

　　此項計畫是透過社區復健醫師及物理治療師計畫，進行跌倒評估、成立太極拳班及舉辦相關活動。該計畫由一個非政府組織和25間老人中心參與，成立31個太極拳班，嘉惠446位老年人。完成訓練的志工可以為61個家庭實施家庭篩檢計畫。總計71位老年人完成篩檢，其中32位報名參與跌倒預防運動課程。

安全健康的住房

　　此項計畫於2002年開始實施，目的是改善住房管理中的環境健康與安全。依據該計畫成立檢查小組，負責評鑑居住區的健康與安全成果。總計完成評鑑七個居住區。依據該計畫為居住區的居民舉辦十場專題討論會，以及提供八次健康檢查。

安全健康的老人之家

　　此項倡議是由參與的安全與職業健康檢查志工小組拜訪老年居民，並在護理之家設置安全健康系統。志工小組包括34位檢查員，拜訪48個家庭，並提供32場訓練課程。

社區醫療資源中心

醫療資源中心是開放給民眾使用，該中心提供健康評估、維持體適能和職業安全健康區域，並舉辦健康飲食示範活動。

員工健康福祉計畫

瑪嘉烈醫院又稱為「照護組織」，積極推動員工的身體、心理和社會健康與福祉。該院已制定支持身體和心理健康及緊急支持服務的計畫。身體健康計畫包括員工心臟健康計畫、健康評估與健康步行計畫、太極拳班和體適能指導日（包括運動攀登及爬樓梯運動）。同時透過健康飲食和健康教育課程推廣健康行為。心理健康計畫包括職場OASIS服務、員工諮詢服務和靜心室（Quiet Room）設施。同時提供正面思考、生命價值、發人深省的素材、「微笑療法」、幸福洋溢，以及芳香療法等課程。緊急事故支援團隊（CIST）和雇員支援計畫（EAP）可為面臨生命危機的員工提供緊急支援。

以上各項計畫皆可做為其他醫院和職場的借鏡，以改善社區的總體健康。葵青區是透過「醫、福、社」協作模式，使用更有效率的方式推動以病患為中心之服務，改善居民的醫療品質。自實施以來，跨領域社區重點專案計畫已在慢性病預防與管理、改善功能能力、復健和社會心理調整等四大面向，完成多項社區醫療服務。「醫、福、社」協作模式亦與香港行政長官在2017年施政報告中提出的「醫、社、福」模式配合實施。KTSCHCA於2019年2月接受政府委託，在葵青區成立第一個區域醫療中心，以策略性加強香港的基層醫療（Lee與Poon，2020）。

預防非傳染性疾病：個案研究──非政府組織

非傳染性疾病（NCD）正在發展成全球醫療保建的重大新興挑戰。事實上，聯合國已在2011年大會上呼籲針對各種非傳染性疾病採取行動。舉例而言，糖尿病（DM）是主要的心血管風險因子之一，而維持良好的血糖控制是管理糖尿病的關鍵。儘管全科診所通常會提供建議，仍需要實施更全面、強調病患自我管理技能的教育計畫，以確保更有效地控制糖尿病（Norris 等人, 2001），特別是強調改變生活方式和有效控制第二型糖尿病的計畫（Havas, 2009）。自我管理計畫應以病患認知的疾病相關問題為基礎，且能協助病患學習解決問題的技能，從而加強病患處理問題時的自我效能與自信（Lorig, 2003）。

在此個案研究中，開始實施一項由一間全科診所（由醫院管局營運）與非政府組織香港復康會（Hong Kong Society for Rehabilitation）共同制定，評估糖尿病自我管理計畫成效的計畫。評估重點包括臨床結果、病患的自我效能和生活方式與行為的改變（Lee 等人，2010b）。此項合作計畫之目的為增進病患的知識與技能，激勵病患進行改變、自我效能，以及接受度和調整能力。

該計畫的健康效益顯著。在實施計畫28週之後，糖化血色素（HbAlc）含量正常的受試者比例，從基線4.5%（66位病患中有3位）增加至28.6%（66位病患中有19位）。相較之下，對照組（未參加計畫的糖尿病患者）在同一個期間的HbAlc含量未發生明顯變化（3.9%至11.8%，p=0.13）。評估結果亦顯示，參加計畫之糖尿病患者的自我效能和身體質量指數（BM）都獲得明顯改善。飲食行為同樣獲得顯著改善。綜上所述，此項糖尿病自我管理計畫可以成功協助病患更有效地控制疾病和改善自我效能，同時將危險行為減至最低。

此種正式醫療保健組織與非政府組織在慢性病治療領域中的夥伴關係，展現出不同醫保部門在改善群體健康，以及與社區夥伴共同規劃增效行動方面的合作潛力。經濟學人智庫（2019）強調，不僅必須培養民眾照顧自己健康的能力，且應列為社區健康促進計畫的首要關注事項。

預防傳染性疾病：個案研究——香港對SARS的應變措施

Wong等人（2005）的研究分析了香港和多倫多的SARS疫情應變措施，並著重於探討基層醫療組織如何更有效地預防和對抗傳播性與傳染性疾病。SARS或嚴重急性呼吸系統症候群，曾經是全球最嚴重的傳染性疾病。在SARS期間，香港控制疾病爆發的方法之一是將個案全部集中於選定的醫療機構。例如，在淘大花園爆發疫情期間，瑪嘉烈醫院是初期收治SARS個案的指定醫院。相較之下，第一波疫情爆發時，多倫多的SARS個案可以在該市的多間醫院看診，但是所有的非緊急醫院活動皆已暫停。此做法導致積累大量推遲的非緊急手術和非臥床服務，以及家庭醫師無法計量的損失與不滿。香港未發生此情況。香港和多倫多的對比突顯出在疫情期間，基層醫療系統安排和支持方法的優劣。近年來，此類實務做法在全世界對抗COVID-19疫情之過程中越來越受到重視。

同樣地，香港在流感爆發時的應變措施也具有參考價值。舉例而言，Lee與Chuh（2010）檢視了基層醫療在面對流感疫情威脅時的角色，以及在發生健康危機期間如何維持優質的永續醫療。WHO概述了疫情或健康危機的六個階段（WHO, 2009f）。第1到第3階段為警告階段，提出針對社區感染預必須準備的警戒級別。第四階段為確認社區感染階段，並建議應採取緊急措施，確保能迅速控制疫情。第5和第6階段是反映不同國家持續發生的社區感染，並強調應採取防疫應變措施，確保減低對社會的影響。每一個階段都有五個準備和應變項目：

- 規劃與協調

- 監控及評估情勢

- 減緩疾病的擴散速度

- 持續提供醫療服務

- 溝通

WHO及各國都會針對每一個項目採取相應的措施。此外，WHO也建議各基層醫療組織在健康危機期間的各個階段採取行動協助當地社區（表8.1）。這些必要應變措施是針對流感疫情而制定（Lee與de Leeuw, 2009），卻能協助基層醫療組織預防和對抗任何傳染性疾病的擴散。

結語

本章描述的三個個案說明了HPH和健康促進醫療服務，如何支持其他健康場所和健康城市的總體發展。

此類個案有助於控制日益增加的非傳染性疾病負荷，例如，糖尿病、心臟病、不健康飲食和缺乏身體活動衍生的疾病、跌倒傷害和心理疾病。在下一章探討兒童肥胖症時，將會再次檢驗這三個個案和其他健康場所扮演的角色。基層醫療保健組織的健康促進措施，有助於控制傳染性疾病爆發。健康促進醫療保健組織是健康城市的基礎，且此類組織與其他健康場結合產生的綜效，是蓄積社區能量和培養社區健康促進能力不可或缺的要素。此外，健康促進醫療保健組織亦可在危機（例如COVID-19疫情）期間為基層醫療提供者提供以病患為中心的醫療服務時，扮演重要的協助角色（Stone, 2020）。

表8.1：家庭醫生在預防與因應流行性感冒爆發及流行方面扮演的角色

	階段1-3	階段4	階段5和6
規劃與協調	－ 建立地方全科醫師網建立快速診斷系統、確認流感類型 － 視需要協調相關部門提供大量病患醫療服務針對高風險族群採取預防措施（亦即，施打疫苗和預防服務） － 保護醫療人員和高風險照護者	－ 針對疑似病例建立分類系統 － 制定標準化疑似病例處理程序實施行動計畫，以避免交叉感染 － 與其他部門協調，照護大量病患確認脆弱和處於危險狀況的族群，並提供必要的健康防護 － 協調照護密切接觸者	－ 聯絡全國和地方衛生主管機關，在疫情期間優先支持基層醫療 － 協調基層醫療與照護服務，因應大量湧入流感和其他疾病病患 － 針對輕症病患實施居家管理程序
監控及評估情勢	－ 參與流感定點監測 － 建立疑似病例通報系統 － 記錄潛在病例的旅遊史及可能的密切接觸者	－ 從疑似病例收集更多的臨床及流行病學數據 － 監控確診和疑似病例之密切接觸者的類流感疾病症狀與跡象密切監控疑似病例	－ 評估管理大量病患的能力 － 監控疑似病例 － 評估緩和措施在社區的利用情況與影響 － 制定管理非傳染性疾病的替代性醫療保健措施
減緩疾病擴散	－ 闡述實施措施的理由，強調各家庭遵守傳染準則的重要性 － 制定適用於類流感疾病患者的基層醫療管理程序 － 監測和監控出現類流感症狀的患者及其密切接觸者 － 支持居家隔離病患及其家人和密切接觸者	－ 疑似和確診個案的臨床管理 － 管理居家隔離疑似病患及其家人和密切接觸者 － 為處於危險狀況之族群提供必要的健康防護 － 重新安排診所時間表，在最少干擾下，將交叉感染的機率減至最低 － 加強個人、家庭和社會疾病防治措施 － 為來自高風險地區的病患及其密切接觸者提供相關建議與照護	－ 重新指定負責管理類流感病患的診所，以及其他負責管理非傳染性疾病的診所 － 針對慢性病患者和需要後續追蹤回診的病患安排家訪，以避免親自回診 － 為高風險族群實施預防性治療

	階段1-3	階段4	階段5和6
持續提供醫療服務	－協調基層醫療服務，處理日益增加的類流感疾病、自醫院返回基層的非傳染性疾病個案，以及輕症病患家訪等需求	－啓動基層醫療系統，管理類流感疾病和交叉感染最小的非傳染性疾病制定輕症疾病的自我管理程序	－為病情穩定的非傳染性疾病醫院病患，以及需要社會心理支持的病患、社區和醫療保健工作者尋找替代性照護來源
溝通	－將全國性準則轉化成符合實際情況的公共健康倡議	－向當地社區解說任何已知或未知的事項，並成為可靠的資訊來源	－為社區提供人力，以及針對社區關注的事項提供反饋

資料來源：Lee 與 Chuh，2010。

第九章

健康場所計畫如何預防兒童肥胖？香港與蘇格蘭父母的觀點

李大拔（Albert Lee）、Christine Campbell、
翁家俊（Tony Yung）、David Weller

城市超級使者在研究健康促進醫療組織之期間，偶然發現一份調查學校、家長、基層醫療組織等在預防兒童肥胖方面扮演之角色的焦點團體研究。由於兒童肥胖的問題在全球的已開發或開發中國家中皆已越來越普遍，城市超級使者決定深入瞭解這一份在香港與蘇格蘭進行的研究。兒童肥胖管理需要家長投注許多心力，而家長需要社區和醫療保健的專業人士提供支援，因此，必須從家長的角度探討預防兒童肥胖的障礙，以及檢視促進學童之健康飲食與規律運動的方法。

香港與蘇格蘭的兒童肥胖情形

在全球，身體質量指數（BMI）過高已造成440萬人死亡和1億3,400萬失能調整生命年（DALYs）的損失，而飲食風險則導致1億1,300萬人死亡和2億4,140萬調整生命年的損失（GBD 2013 Risk Factors Collaborator, 2015）。想要成功防治肥胖需要結合各種方法，包括教育、行為和環境（例如政策）的改變，以及飲食習慣、身體活動和健康方面的文化轉變。最成功的介入措施已落實於學校場所（Huang與Story，2010、Lee與Keung，2012），在美國、加拿大與歐洲均已順利協調、建立預防肥胖的多元學校健康計畫（Veugelers與Fitzgerald，2005、Day等人，2008、Inchley與Currie，2003）。「由上而下」和「由下而上」的方法，都需要盡忠職守的政策制定者和積極的社區行動團體參與，但是很少會同時推動這兩種策略（Swinburn與Silva-Sanigorski，2010）。

香港與蘇格蘭分別有700萬與500萬人口，兩者均透過健康促進學校（HPS）之概念擬定穩健的公共健康倡議，落實健康措施，以促進學童的健康飲食與規律的身體活動（Inchley與Currie，2003、Lee等人，2005b、Young，2005）。這些計畫包含多重元

素（圖9.1），不過，學校場所僅是肥胖防治的其中一塊拼圖，還需搭配其他層面的投入才能成功。相關證據顯示，家庭環境（可用性）、社會文化因素（可接受性與可及性）和社會經濟因素（可負擔性）與飲食及運動的行為有關（Brug等人，2010、Ventura與Birch，2008、Van der Horst等人，2007、Cullen等人，2003）。兒童在食物和飲食方面的知識、態度與行為，大部分是與其家長有關（Ventura與Birch，2008），尤其是母親（Yung等人，2010）。從家長的角度瞭解兒童肥胖以及預防時的障礙，將有助於我們理解不同的健康場所，如何提升兒童的健康飲食與規律運動。

使用焦點團體瞭解兒童肥胖

招募焦點團體參與者

在資料收集方面，採取以焦點團體訪談為基礎的質性方法，提供瞭解既定情境過程、更清楚人類行為與經驗的絕佳機會。

此研究進行了四組焦點團體的訪談，本研究在蘇格蘭與香港皆已通過倫理審查，且已在訪談前取得各參與者的書面知情同意。在蘇格蘭愛丁堡和香港招募研究對象。愛丁堡的家長係透過兩個全科醫療服務單位（一處位於愛丁堡市區內，一處則為市區外）之候診室的海報進行招募，海報上提供了聯絡人姓名和電話，以供有興趣的家長取得更多資訊及安排焦點團體訪談的日期與時間。邀請這些家長詳述本身的觀點，分享健康飲食、全科醫師（GP）與家訪醫療人員（可在幼兒時期提供家長與小孩資訊之受過訓練的護士）在提供相關建議過程中的角色，以及在家中面臨食物與健康飲食之相關挑戰等的看法。愛丁堡的研究有八位家長參與，其中有兩位是來自於愛丁堡市區內的醫療單位（指定為S-1），其餘六位是來自於愛丁堡市區外的醫療單位（S-2）。訪談皆在2006年八月進行。香港的家長則是來自於兩所未參與HPS計畫的學校（一所位於城市的主要地區，另一所位於農村型態的地區），主要是透過校長推薦進行招募。在參與者中有八位家長是來自香港城市地區的學校（HK-1），以及六位家長是來自城市以外的學校（HK-2）。訪談皆在2007年三月進行。

各焦點團體訪談均會錄音，訪談過程亦有詳細的現場紀錄。在S-1與S-2係以英語進行訪談，在HK-1與HK-2係以中文（粵語）進行訪談，後續會將以中文進行的內容翻譯為英文。接著，將資料分類為不同標題與主題進行研究，並分析其中的規律與模

圖9.1：運用健康促進學校框架處理兒童肥胖問題

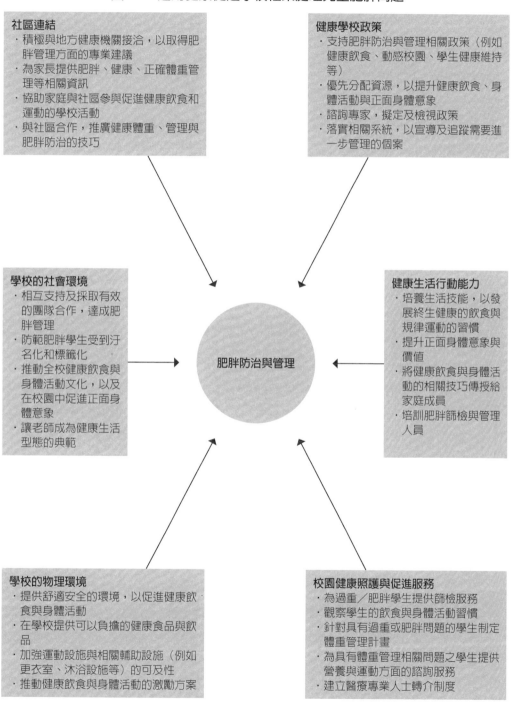

社區連結
・積極與地方健康機關接洽，以取得肥胖管理方面的專業建議
・為家長提供肥胖、健康、正確體重管理等相關資訊
・協助家庭與社區參與促進健康飲食和運動的學校活動
・與社區合作，推廣健康體重、管理與肥胖防治的技巧

健康學校政策
・支持肥胖防治與管理相關政策（例如健康飲食、動感校園、學生健康維持等）
・優先分配資源，以提升健康飲食、身體活動與正面身體意象
・諮詢專家，擬定及檢視政策
・落實相關系統，以宣導及追蹤需要進一步管理的個案

學校的社會環境
・相互支持及採取有效的團隊合作，達成肥胖管理
・防範肥胖學生受到汙名化和標籤化
・推動全校健康飲食與身體活動文化，以及在校園中促進正面身體意象
・讓老師成為健康生活型態的典範

肥胖防治與管理

健康生活行動能力
・培養生活技能，以發展終生健康的飲食與規律運動的習慣
・提升正面身體意象與價值
・將健康飲食與身體活動的相關技巧傳授給家庭成員
・培訓肥胖篩檢與管理人員

學校的物理環境
・提供舒適安全的環境，以促進健康飲食與身體活動
・在學校提供可以負擔的健康食品與飲品
・加強運動設施與相關輔助設施（例如更衣室、沐浴設施等）的可及性
・推動健康飲食與身體活動的激勵方案

校園健康照護與促進服務
・為過重／肥胖學生提供篩檢服務
・觀察學生的飲食與身體活動習慣
・針對具有過重或肥胖問題的學生制定體重管理計畫
・為具有體重管理相關問題之學生提供營養與運動方面的諮詢服務
・建立醫療專業人士轉介制度

資料來源：Lee, 2017。

式，這些資料均經過研究協調員整理核對、去蕪存菁，以提供有意義的結果。訪談中的論述係以直接謄寫與翻譯方式呈現，並涵蓋口述訪談中之說話方式、文法、語法、語氣、思緒等方面的變化。

飲食不健康與運動量不足的根本原因

蘇格蘭與香港的家長表示，兒童肥胖的主要原因之一是過度攝取不健康的外食，這與不健康食物選項的便利性和低成本大幅相關。

> 在現今社會中，外帶食品十分常見，且有許多地方販售即食食品，有時候家長也會選擇購買此類食品，即無須費心地為孩子準備食物。（S-2）

> 在外面用餐很難保證食物是否健康。（HK-1）

> 學校的販賣機都是提供垃圾食物。（HK-1）

家長們認為，學校是保護孩童遠離不健康飲食的最佳環境，可以透過限制在校園場所中販售不健康食品、確保提供健康食品選項等方式進行防範。

> 一間小學設有早餐部，很多家長需要工作，學校的早餐可以確保小孩至少能享有營養的早餐……僅需要支付2英鎊，小孩就可以享有一頓不錯的早餐，且學校會提供正確的食物種類。（S-1）

> 我兒子的學校設有健康福利社，並鼓勵孩子們去福利社購買健康食品，例如水果條。禁止碳酸飲料和甜食，不會販售……學校鼓勵大家每天喝水。（S-1）

> 部分學校每週提供一或兩次免費水果，福利社則會販售營養棒、水、穀物棒等。（S-2）

> 家長們建議將販賣機設在教師辦公室附近，以便進行監督，且有部分家長建議將食品換成更健康的點心。（HK-1）

香港家長亦針對不健康的碳酸飲料提出疑慮，此類飲料被視為造成兒童肥胖的原因之一。

> 我女兒喝完從家中攜帶的水之後，就會在學校購買飲料。我們很難掌握小孩

在學校中喝什麼飲料。學校應該考慮將目前的飲料更換為較健康的選項。
（HK-2）

家長們也認為廣告對於攝取高含糖量食物方面的影響很大。

我的小孩要求我購買一些高含糖量的食物，結果卻不喜歡此類食物，是因為看到廣告而想要吃吃看。（S-1）

電視中與體重和食物有關的廣告也會造成不良影響。（S-1）

每一個焦點團體都認為缺乏運動是兒童肥胖的另外一個原因。在蘇格蘭，缺少安全與輔助設施被視為缺乏運動的原因，而在香港，家長認為主要的原因是課業活動佔據大多數的時間。

我會（與我的孩子）走路上下學，同時觀察到很少家長會這麼做。走路上下學時，交通是一個問題，而且路上會看到很多喝醉酒的人。我曾經看過有人交易毒品，我不希望我的孩子看到他們。如果早上有更多警察巡視，我會比較放心讓孩子走路上學。（S-1）

我不放心讓孩子騎腳踏車上學，基於安全因素，學校的校長也不鼓勵這麼做。
（S-1）

社區中沒有很多讓小孩活動身體的活動，也沒什麼社團……附近有一個游泳池，但是沒有救生員，所以不對外開放。（S-2）

我們可以安排小孩參加地方性的體育活動，但是需要交通工具。（S-2）

部分家長因為方便和安全考量，即使距離很短，也會開車接送小孩。（S-2）

部分家長表示體育課不足，有時甚至還會被其他課業活動取代。前一學年舉辦的部分運動課程，已從今年的學校行事曆中刪除。（HK-1）

孩子是否進行充分運動，最大阻礙為家長是否願意將孩子的身體健康置於課業表現之前。（HK-1）

學校的課業過於繁重，會壓縮孩子可以運動的時間。學校每週僅安排兩堂體育課……有時候這些課會被學科佔用。（HK-2）

健康飲食概念

　　香港與蘇格蘭的家長都認為健康飲食習慣必須從小建立，且都瞭解己的孩子正處於充滿不健康飲食的環境中。為了補救此問題，蘇格蘭的家長傾向在家中進行內部管控，而香港的家長則傾向借助外部管控，逆轉不健康的飲食模式。

> 我的女兒喜歡吃很甜的巧克力，而且很挑食……（她）總是吃一些「垃圾食物」。使我更堅定地想要讓我的孩子吃得更健康。他們在長大後開始自己選擇吃什麼，而通常是選擇不健康的食物，因此，我希望能從小為他們建立、維持健康的飲食習慣。（S-1）

> 我不讓小孩喝碳酸飲料或吃太多甜食。我們的小孩不挑食，比較能開心地享受食物。（S-1）

> 我在小的時候很少吃甜食，家中沒有禁止吃甜食，但是必須先吃完正餐。我在很多場合都不吃甜食。（S-1）

> 最好的方式是從低含糖飲食開始，即能在他們的成長過程中避免太多甜食。在每一次吃甜食之前，大人都應該確認他們已經吃完正餐。（S-2）

> 家長普遍認為相較於家中製的午餐，學校提供的午餐較不健康……小孩大部分會吃肉，而僅吃一點點青菜。（HK-1）

　　香港的孩童大部分選擇吃學校的午餐，不會從家中帶便當，因此家長需要學校提供健康的午餐以維持健康飲食。此外，中國的傳統觀念也會影響學童的飲食習慣。

> 部分祖父母認為胖就是健康，而形成另一種壓力，導致父母給小孩更多的食物。我們很難在祖父母的期望和維持孩子健康體重中找到平衡點。（HK-2）
> 在香港，選擇健康飲食不是一件容易的事，很多新鮮食材都已經受到汙染，包括蔬菜水果。（HK-2）

學校與社區的健康促進措施

　　眾人皆認定學校和地方社區是促進健康飲食與身體活動的重要場所。蘇格蘭家長非常強調學校積極藉由校園活動促進健康的重要性，並將社區視為獲取支援、發展技能、培養健康生活能力的來源。但是，他們的地方社區中心缺乏穩定的資金來源。香港家長同樣很重視學校與社區，認為兩者都是健康資訊的來源，但是表示服務可用性不同。

> 學校在促進身體活動方面的表現良好，在不同的晚上會將小孩送到地方體育中心參與不同的體育活動，例如健身房、足球和跳舞。各校應該設置廣告推廣健康飲食，雖然對我來說可能是常識，但是可為其他許多人提供協助。（S-1）

> 最棒的方式是由學校整體參與推動健康飲食與運動。小孩在學校吃得比較多，且比較不挑食，當家長知道小孩在學校吃的食物通常是蔬菜水果時，將會感到很驚奇，因為他們在家都不太吃。主要原因是同儕的影響力與學校的食物取得性。（S-1）

> 學校有很多娛樂場所，且有大人監視，有些老師也會和小朋友一起玩。（S-1）

> 有些學校會每週免費提供一或兩次新鮮水果……學校菜單很健康。（S-2）

> 學校會舉辦健康講座，廣播和電視也會提供很多健康飲食方面的資訊，且能隨時接觸、取得。（HK-2）

> 教育電視也是小孩有效取得健康飲食資訊的方式。（HK-1）

> 社區正在推動一些計畫以滿足社區民眾的需求。社區有一個游泳池，因為沒有救生員而未外開放，現在正在進行徵求救生員的計畫。我們社區也努力從家庭中心著手，協助年輕媽媽以及年幼的孩子發展健康的生活方式。他們在家庭中心提供健康飲食活動，並教導年輕媽媽比較健康的烹煮方式。（S-2）

> 家長在家庭中心與其他家長交流，可以獲得更多資訊……家訪醫療人員會來共同討論各式各樣的健康議題……他們也會安排課程，例如健康料理示範課程等，同時會提供舉辦活動的空間。（S-2）

> 若可以，希望住家附近能有更多讓小孩玩遊戲的遊樂場，也希望能在天氣不好時推動室內活動、在天氣好時推動室外活動。（S-2）

> 社區會發起許多活動，但是資金有限，需要爭取資金……社區沒有推行健康促進專案的穩定資金來源。（S-2）

家長們會向社區中心尋求健康飲食和運動的相關建議……衛生署的學生健康服務也會為家長提供相關資訊。（HK-1）

家長認為影片和海報是時間有限之孩童取得健康相關資訊的有效途徑。（HK-1）

應建立醫療資訊中心，做為家長尋求醫療諮詢的資源中心……否則，應建立可以達到相同作用的醫療專線。（HK-2）

當健康講座的宣傳充分、主題令人感興趣時，家長就會參與。（HK-2）

全科醫師（GP）、護理師與家訪醫療人員的角色

大家普遍認為全科醫師非常忙碌，無法提供健康促進建議。蘇格蘭家長通常會向家訪醫療人員尋求建議和協助。

全科醫師通常僅會在有人詢問時提供建議。（S-1）

我會在覺得體重和身體活動的相關問題很嚴重時諮詢醫師，而不會在發育檢查時詢問。（S-1）

如果我們孩子出現相關症狀時，全科醫師會提供飲食方面的建議。通常全科醫師不會在飲食方面提供很多建議，除非我們主動問起。（S-1）

全科醫師的工作不包括提供健康方面的建議。他們要處理病患的狀況……全科醫師是醫療人員，我們不能僅為了取得健康相關建議而打擾他們。（S-2）

家訪醫療人員是我們平常取得建議和資訊的來源……家訪醫療人員經常會提供健康飲食和運動方面的建議。我們可以輕易地聯繫他們以進行討論……全科醫師對於孩子的狀況可能不如家訪醫療人員瞭解。（S-1）

當我的兒子有過胖的問題和煩惱時，是由家訪醫療人員協助我與學校討論相關問題。（S-1）

我們可以與家訪醫療人員討論如何準備食物……診所應雇用更多人擔任此工作。（S-2）

家訪醫療人員通常會為年輕家長提供醫療中心正在舉辦之健康活動的資訊。

（S-2）

> 我等了十個月才見到營養師。如果可以，希望營養師能每週到訪社區一次，協助為飲食困擾而掙扎的家庭。如果健康專業人員可以每週到訪社區來一、兩次與家庭討論各種議題，對我們來說將非常有幫助。（S-2）

在香港，家長通常是透過每年安排孩子接受學生健康服務的定期檢查，向醫師或護理師尋求健康相關建議。但是，這些服務未包含個人化照護。這些家長強烈希望全科醫師能更積極提升孩子的健康飲食與身體活動，並針對各種健康議題提供相關建議。

> 現在大家很少會針對孩子的體重問題，直接詢問全科醫師的意見，除問題很嚴重外。學生健康服務的醫師可以為家長提供詢問孩子體重問題的諮詢管道。他們會主動為體重過重或過輕的孩童提供飲食方面的建議。（HK-1）

> 對孩子來說，全科醫師的健康建議比父母的話更強而有力。護理師可以協助評估體重，讓醫師在諮詢時有更多時間向家長和孩子解釋或提供建議。（HK-1）

> 如果全科醫師可以定期與學生及家長進行健康討論，將能有效促進健康，因為部分家長對於某些健康議題的認知可能有誤。（HK-1）

> 孩子越早透過醫師獲得相關健康訊息，越能瞭解更多的相關疾病。（HK-2）

在HK-2組別中，大多數家長不認為自己或孩子會在發生體重問題時諮詢全科醫師，尤其不會在諮詢類似感冒症狀等其他事宜或進行定期檢查時詢問。不過，有兩位家長分享了與全科醫師討論體重問題的正向經驗。

> 我們在發生體重問題時會諮詢全科醫師……有時候家長與全科醫師未建立良好的關係時，將很難開口討論此主題。（HK-2）

> 我的全科醫師會主動與我討論健康飲食和運動的事情。（HK-2）

部分家長表示，他們造訪學生健康服務中心很多次都遇到不同的醫師，並獲得不同的建議。

> 學生健康服務的醫師不一定比全科醫師好，有些可能不會積極談論健康飲食或運動的議題……每一次遇到的醫師都不一樣……患者可能會覺得自己不受重視，而阻礙雙方進行更進一步的溝通。（HK-2）

香港與蘇格蘭的家長都認為全科醫師的辦公室是促進健康的理想場所，但是也覺得全科醫師在與其他健康專業人士攜手合作，推動促進健康飲食與身體活動的公共健康倡議方面做得不夠。

> 全科醫師與其他健康專業人士正在嘗試致力於公共健康倡議，但是他們資源不多，且沒有足夠的人員……他們可以運用的資源有限，且需要處理更優先的問題，已經過度操勞。（S-2）

> 希望我們前往學生健康服務的次數可以更頻繁，而不是一年一次。應該安排另一個場所進行後續追蹤，且不僅是一年檢查一次。全科醫師辦公室可以成為這樣的場所。（HK-1）

> 全科醫師無法真正有效地參與公共健康倡議，因為他們的諮詢時間有限。（HK-2）

> 全科醫師與其他醫療保健人員完全分離……偶爾會有與兒童肥胖有關的報導，但是全科醫師很少參與。在香港，未建立完善的家庭醫師概念，各個家庭通常都是自行收集健康資訊，不會透過全科醫師。（HK-2）

> 全科醫師應該在診所中放置教育傳單，以宣導健康資訊。同時應該在社區舉辦健康講座以促進健康。（HK-2）

> 全科醫師的鼓勵將會帶來很大的幫助。有些全科醫師辦公室應該張貼海報，引起患者注意特定的議題，例如健康飲食和戒菸等。（S-2）

> 如果全科醫師診所可提供牙科服務、生育計畫服務、驗光、脊骨神經醫師和其他NHS（國民保健署）的醫療保健服務時，將有助於長期營造健康的社區。（S-2）

這些焦點團體告訴我們什麼？

盡可能減少兒童接觸不良食物，以及盡可能提升兒童獨立活動的機會，將可促進健康飲食與身體活動，進而成為預防兒童肥胖的有效方法。香港與蘇格蘭分別有700萬和500萬人口，且都是全球高度發展的地區，因此家長普遍能合理及完善地理解

「吃得健康」的意義，且知道身體活動對兒童的重要性。此焦點團體研究的重要研究結果顯示，兩個地區的家長都很瞭解從小開始建立健康飲食方式的重要性。但是，他們在讓小孩接觸健康飲食環境的過程中遇到了障礙。

家庭環境外的食物可以方便與輕鬆取得，是小孩接觸不健康飲食環境的主要因素之一。如同其他城市和國家一樣，香港和蘇格蘭也經歷了飲食習慣的轉變，兩者皆因為生產與加工作業的改變，而從傳統食物轉向高能量、高脂肪的食品（Inchley 等人，2001、Dixon 等人，2007、Scottish Goverment，2011、Lee 與 Keung，2012）。相較於生鮮食品市場，超級市場因為售價較低而逐漸增加，是伴隨的因素之一。此外，動物源食品、添加糖、高熱量甜味劑和食用油等在短時間內大幅增加，而蔬果的供應與消費的改變卻很小（Mendez 與 Popkin，2004）。方便、輕鬆取得的特性和行銷加速了此類轉變，因為接觸的選項會強烈影響個人選擇（Kahneman, 2003）。事實上，澳洲的一項研究發現自1985年起，兒童肥胖的人數已成長三倍，而高能量密度食物之消費和電視節目廣告的增加可以解釋此現象（Carter, 2006）。

學校場所可以保護兒童遠離不健康飲食。在這一份研究中，蘇格蘭的家長傾向採取內部管控方式導正飲食習慣，而香港的家長則傾向借助外部管控。在學校與社區促進健康的部分，蘇格蘭家長傳達了建立支持健康飲食與身體活動之環境的重要性，以及各場所推行健康促進倡議的必要性。在香港，家長主要著重於學校和社區提供健康資訊的重要性，而非特定的健康促進倡議。

當掌控設施使用者的健康與主管或行政人員的既得利益有關時，就會影響該場所的食物可及性（Cohen, 2010），所以學校對於兒童的肥胖問題越來越敏感，並開始採取行動提升健康食品的選擇，此研究中蘇格蘭家長的言論已反映出此點。若以改善社會與物理環境為主要目標，而非單純改變教室的傳統健康教育方式，則學校將能成為有效促進健康的場所。（St Leger 與 Young，2009、Lee 與 Keung，2012、Lee 等人，2014b）。社會的消費模式也會影響飲食習慣和久坐行為（Monasta 等人，2010）。在焦點團體訪談中，蘇格蘭家長提到許多可以在學校推動，以促進健康飲食、身體活動，並符合 HPS 觀念的倡議，可以有效預防兒童肥胖。（Timperio 等人， 2004、Bell 與 Swinburn，2004、Lee，2010c、Lee 等人，2014b）。

香港與蘇格蘭的家長均表示，他們不會在例行醫療諮詢期間，針對孩子的健康飲食與身體活動向全科醫師尋求相關建議。蘇格蘭家長會借助家訪醫療人員的支援和建議，因為他們認為全科醫師應著重於急症處理，香港家長則表示，他們比較希望全科醫師能參與推廣社區健康，且認為全科醫師的建議與輔導具有較大的影響力。兩個地區的家長均觀察到全科醫師可能不是很瞭解社區內預防肥胖的公共健康倡議。他們認為全科醫師的辦公室應成為推行額外之健康促進活動、提供更多資源與協助的場所。基層照護單位是另一個解釋、推廣預防措施，以降低兒童肥胖之普遍程度的重要場所。在全球，全科醫師辦公室的預防服務提供情形均低於建議的程度（Brotons 等人，2005），而兒童肥胖的預防性服務更少（Lock 與 Hillier，2010、Wake 與 McCallum，2004）。

在之前的數個研究（Epstein 與 Ogden，2005、Mercer 與 Tessier，2001、Walker 等人，2007）中，GP和護理師表示他們認為自己不足以處理兒童肥胖的問題，並懷疑自己提出與飲食和運動有關之建議是否真的具有影響力。其中有些人覺得肥胖防治會不當佔用他們的時間，認為應該是由家庭處理的問題。此類角色分離會產生矛盾與衝突的看法。體重管理策略應涵蓋行為改變，以增加兒童的身體活動機會和食物選項。生活模式的導正需要透過家庭和社會場所推行（NICE, 2006），同樣需要基層照護的介入與GP的協助。基層照護之介入應與標準GP諮詢區隔（McCallum等人，2007），著重於以病患為中心之飲食和運動的相關評估、追蹤和諮詢，包括每一個月的信件或電話諮詢。以Patrick等人（2006）的研究為例，在評估後12個月進行後續追蹤的信件和電話諮詢，於此情況下，大家久坐的情形已大幅減少，並改善了男生的日常身體活動與女生攝取膳食飽和脂肪情形。

一般來說，家訪醫療人員和護理師都知道其本身在兒童肥胖防治中扮演重要的角色，且不介意定期提供飲食和身體活動方面的建議（Douglas等人，2006）。但是，許多人表示他們不清楚自己為病患提供哪些正確建議，此部分需要與全科醫師和其他醫療保健人員的建議配合。事實上，基層照護需要克服時間、資源、技能和訓練的障礙，以盡可能提升其在肥胖防治方面的作用。相關措施應涵蓋多領域的專業投入，在日常中落實公共健康政策與介入策略，並協助發展技能，以促使人們改正不健康的行為。相反地，公共政策需要監視不健康食品的不良廣告與行銷，城市規劃與發展應對兒童更友善。

結語

　　想要成功預防肥胖，必須在多種不同的場合中推行。聯合各個場所產生綜效，以彌補任一場所的缺陷，是一種更符合成本效益的方式。本質性焦點團體研究提出以下四大重點的看法：（一）飲食不健康與運動量不足的根本原因，（二）健康飲食概念，（三）學校與社區的健康促進措施，（四）GP、護理師與家訪醫療人員的角色。我們的研究參與者將便利與費用低廉之外食的不健康食物，視為兒童肥胖的主要因素。在蘇格蘭，缺乏運動的原因包括設施有限與安全考量，而在香港，則是學童將大部分時間投注於課業上，運動的時間極少。學校和地方社區是公認推廣健康行為的重要場域。儘管家長們認為全科醫師辦公室最適合做為促進健康的場所，但是全科醫師過於忙碌，而未被視為遭遇體重問題時的第一求助對象。本研究亦提供了與基層照護和社區場所如何更緊密合作打擊兒童肥胖有關的看法。下一章將更深入探討其他非傳染性疾病（NCD）的防治，以及如何運用健康場所計畫，使預防措施成為基本的健康權。

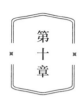

健康促進權：健康場所計畫之回顧

李大拔（Albert Lee）

城市超級使者已意識到人民的健康促進權，不應僅限於提供健康服務，而應採取相關措施加強有益健康的決定因素，同時盡量降低有害健康的決定因素。如同前面的章節所述，部分健康的相關決定因素可以透過醫療保健部門處理，但是在職場、學校和城市等其他場域中仍會出現許多其他因素，並深植於這些環境的社會、政治和經濟體系中。城市超級使者在研究過程中瞭解到個人權益與全體人口利益之間，必須取得精妙的平衡。因此，有必要分析與疾病預防和健康促進有關的人權及健康政策。

健康係一項人權

健康權為1966年經濟社會文化權利國際公約（ICESCR）第12條概述的公共政策，並由聯合國經濟社會文化權利委員會（CESCR）和聯合國健康權特別報告員（SRRH）提出進一步解釋。

該政策反映於2030年聯合國持續發展目標（SDGs 2030）（UN, 2015）中，此類目標之願景為使地球更祥和美好，以及為人類帶來平等與公平，不會因年紀、性別、種族或社會經濟背景而有區別。SDG 3「確保及促進各年齡層健康生活與福祉」不僅包含預防早產死亡，以及強化個體與社區，讓民眾可以保護自己免於受到傷害，同時可培養民眾實現最佳健康與福祉的能力。

健康權不僅需要政府尊重個人人權和人身自由，同時需要政府保護人民免於受到外部與第三方傷害，以及滿足人民的健康需求（Annas 與 Mariner，2016）。Schrecker等人（2010）提到，世界各地在「市場基本教義」的主導下，造成了貧窮加劇、經濟不穩的情形，政策制定者應採用ICESCR第12條建立之規範、機構與程序進行應對。但是，Reubi（2011）對於該國際人權框架是否有能力追究跨國公司的責任表示懷疑。此框架是阻擋全球市場之不利影響的最佳選擇嗎？如eubi（2011）之推斷，我們在推動將人權相關承諾視為解決方法之前，可能必須先嚴格評估這些承諾。其中，「平衡」是必須考量的重點，其概念很基本，卻往往很複雜。很遺憾，在人類權利與個人權利之間，我們無法每一次都輕易地達到平衡（例如公眾安全權利和個人自主權與隱私權之間的平衡），且不平衡情形會不公平地限制促進健康的可行辦法。必須先發展鎖定兼顧多數利益之基本人權的典範轉移，從而建立尊重、保護、促進他人利益的義務，以及著重整體社會風氣、培養惻隱之心的義務（Tasioulas 與 Vayena，2015）。為確保現代健康促進計畫的有效性，該等計畫應著重於民眾的日常生活及結合多樣技巧，以強化人力資本與社會資本（Lee 等人，2007a）。

個人權利與社會權利

有人提出健康權司法化是否會導致健康不平等之問題不減反增的疑慮。例如Biehl等人（2009）以此為研究的主要重點，解釋為何越來越多巴西病患，針對處方之抗反轉錄病毒藥的取得情形提出訴訟。此類訴訟確實可保障獲得治療的機會，但是也會導致特定病患擁有優先權，而此類病患通常為高所得族群，導致包含低所得群體在內之其他病患的集體需求無法獲得解決。此外，國際人權框架是由國家認可，而不是公民社會組織、跨國公司、宗教組織、專業機構、自治市、教育機構或社會服務組織等非國家行為者（O'Neill, 2005、Reubi, 2011），因此，人們生活、工作、求學及社交的地方和場所未套用相同的人權標準。為了解決此問題，必須透過全球治理工具建立健康規範，以及協調國際的集體行動（Gostin, 2014a）。實行全球健康治理可以大幅提升全體健康、降低各領域的健康不平等狀況，同時將全世界的人民健康推向可達到的最高標準（Gostin 等人，2015）。使用此方法，即可透過規範性指南（即「軟法」）以發揚推動正式法律義務（即「硬法」）（Gostin 與 Sridhar，2014）。

健康場所計畫為促進「健康權」提供了理想框架。健康場所計畫是演變自渥太華健康促進憲章（WHO, 1986），重點為制定健康公共政策、重新定位健康服務、加強社區行動、提升個人健康技能與健康倡導。該計畫的妙處為可以套用於各個場所，為各領域提供促進健康的標準指引，以及提供在個人與社會權利之間取得平衡的工具。

Niessen 等人（2018）認為國家內部以及各國之間的減貧、公平教育、性別平等和減少不平等，係實現健康與福祉必要的重點面向。在同一個研究中，將健康定位為達成各個SDG的主要驅動力。落實健康場所計畫，可以保護人民遠離有害因素、維護平等的資源取得機會，並面對「三重健康負擔」——新舊傳染性疾病造成之緊急狀況、非傳染性疾病（NCD）之擴增、心理健康問題之普遍化，帶來的挑戰。這三種健康負擔的固有挑戰為如何平衡健康權。後續段落將針對NCD和心理健康問題，概述立法與政策方面的特定決策以及健康場所計畫的角色。

預防非傳染性疾病

　　WHO秘書長在《刺胳針》（*Lancet*）的評論中，提供了數個令人震驚的統計資料：NCD每年造成4000萬人死亡，佔全球死亡人數的70%，其中有大約1,500萬人的年紀在30-69歲之間（Ghebreyesus, 2018）。此外，80%的早產死亡案例是發生在中低收入國家。因此，社會迫切需要改善司法規章，以處理NCD預防與治療相關資源取得日益嚴重不平等的情況（Niessen 等人，2018）。事實上，具有強而有力的證據指出，在長期行動中以個人和家庭為導向，並處理更大範圍之社會、經濟、文化方面的健康決定因素，即有機會可以預防NCD（Marmot 等人，2008）。其中包括政府各單位的跨部門參與（Gostin 與 Wiley，2016、McKee 等人，2014），推動減少健康風險的法規與政策。令人關切的三大普遍NCD為：心血管與代謝疾病、兒童肥胖，以及接觸致癌物與菸酒。以下段落將詳述部分國家如何透過健康相關法規處理此類NCD。

降低心血管與代謝的相關風險

　　在東地中海地區（EMR）有一個透過法律介入，有效降低NCD因子的範例。EMR 的人民平均脂肪攝取量極高（Micha 等人，2014），且螢幕相關科技與工作激增，也導致該地區的生活模式變得更需要久坐（Al Subhi 等人，2015）。眾所周知，飲食不健康與身體活動量不足是NCD的主要成因。但是，EMR 嘗試透過監管與治理機制提升各部門的合作與職責，並根據地方之法律、經濟和社會狀況制定介入措施，處理部分心血管與代謝疾病的根本促成因素（Gostin 等人，2017）。可惜的是，飲食與身體活動之相關法律經常面臨較大的政治與社會反彈，因為此類法規會被視為限制個人選擇，並使國家被視為「保母國家」（Mackay，2011、Gostin 與 Gostin，2009）。此外，相關研究表示透過政策提高菸酒等潛藏不健康因子之產品的價格或稅捐，最終可能會為相對低收入之家庭帶來不公平的經濟負擔（Sassi 等人，2018）。因此，必須建立與預防心血管和代謝疾病有關，超越單純的限制或強制措施，且有助於打造出使人們可以輕易做出健康選擇之理想環境的法律規範。多數人民認為食物選擇等生活層面的決定是一種「自由」及取決於個人，但是環境是具限制性的因素，而依據個人責任和自由建立的計畫可能無法認知環境對個人行為的影響（Mackay，2011、Brownell 等人，2010、Hoek，2008）。因此，想要成功建立法規，應著重於改善人們進行抉擇的社會、經濟與物理環境（Magnusson, 2008a, 2008b；Swinburn, 2008）。舉例來說，政府在推動減少不健康飲食習慣的介入措施時，首先及首要任務是處理環境因素，例如相較於健康食物，先處理不健康食物的促銷、定價、取得性和可及性（Mackay, 2011）。

此外，政府應確保將如何實施法規、如何使用其中的任何收入（例如菸酒等不健康產品的稅收）等資訊維持透明。在理想的狀況下，收入應使用於建立健康的生活條件，特別是針對低收入族群，因為亦有助於獲得社區支持。法規亦應針對相關政府單位和授權之公務員，指定適當的主管機關與監管單位，以建立支持 NCD 管控的環境。例如，公民社會可以監督及回報社區民眾的習慣和 NCD 的普遍程度，進而協助改善 NCD 相關法規的實施情形（Gostin 等人，2011）。將整合研究、發展治理工具及建構社區支持的全面性方法，搭配法律的力量雙管齊下，以提升群體健康（Gostin 等人，2011）。

預防兒童肥胖

保護暴露於致胖環境中的兒童與青少年，經證實是預防成年人過早出現肥胖相關疾病及死亡的有效介入手段（Reilly 與 Kelly，，2011）。Ho 等人（2012）的系統性文獻回顧表示，整合飲食與運動要素（可能搭配行為治療）之生活方式介入措施，係成功改善兒童體重和心臟代謝情形的手段。如第五章和第六章所述，法規可以生成加強健康促進學校（HPS）的概念。將健康場所計畫應用於學校，有助於制定健康政策、打造支持性環境、加強社區行動，以及提升對抗肥胖與其他NCD之風險因素的個人技能（Lee 等人，2010a、Lee 等人，2014c）。學校場所在預防青少年肥胖中扮演重要角色，不過，亦應透過其他場所（圖 10.1）和法律、家長參與，處理兒童肥胖問題（請同時參閱第9章）。

政府是否應該為了打擊兒童肥胖，在學校及其他場所推行相關措施，確保健康飲食與身體活動的問題引發了激烈爭論。與成年人的法規一樣，飲食與身體活動的相關選擇被視為個人決定事項，導致任何會限制個人自由的規定都會遭到反對。儘管如此，許多已開發國家的教育機關已制定了學校治理準則，授權學校校長與管理階層採取適當的措施達到健康標準。相較於發展打擊肥胖的詳細法律措施，學校更要求提供可參考的健康促進概念（例如HPS）、制定與健康生活有關的學校政策、營造健康的學校環境（物理與社會環境）、改善學生的健康素養，以及提升社區中可以促進和保護健康的適當服務。應鼓勵學校制定全面性的綜合策略，以依據本身之需求與情況，確保學生的健康生活。雖然沒有國家框架，即無法保證這些措施的品質，但是允許學校保有建立適當教學方案與策略的專業自主性，對於預防兒童肥胖和其他NCD來說至關重要。政府也必須與學校合作評估健康促進措施的影響，以有助於政府提供更進一步的建議，並將推行的措施合法化。成功的範例之一是同時搭配稽核報告之建議的香港健康學校獎（HKHSA）計畫（HKSAR, 2005）。大家應鼓勵學校成為HPS，並針對其健康促進措施的總體影響進行綜合評估。

減少接觸潛在致癌物與菸酒

除心血管與代謝疾病外，癌症亦為全球的主要死因，大約三分之一的癌症具有明確的風險因素，例如抽菸及過量飲酒（Beaglehole等人，2011）。

此外，抽菸為慢性阻塞性肺病（COPD）的風險因素之一（Lopez等人，2006），預計至2030年將成為第三大主要死因（WHO，2008）。根據相關世代研究（Bui等人，2018）表示，四分之三的案例與環境相關之兒童疾病（例如氣喘、支氣管炎、肺炎、過敏性鼻炎和濕疹）有關，因此，抽菸不僅是成人罹患COPD的主要風險因素，接觸家長抽菸的孩子亦容易感染COPD和其他肺病。此類發現使人們開始支持更嚴格的菸草管制，以透過法律措施保護群體健康。

當然，菸草業對於更嚴格的菸草管制抱持反對意見，主張菸草係合法產品，且成人抽菸係屬於個人選擇。2013年由177國簽署加入之菸草控制框架公約（FCTC）建立了具拘束力的規範，以降低供需及提升資訊分享（Gostin, 2014b）。但是，該框架也建立了概括而不明確的準則，且未詳述執行程序。根據FCTC制定和實施國家健康政策是各國的責任（WHO FCTC, 2003），此情形會導致各實體之間產生歧異，進而被有心人士利用。菸草業亦依賴雙邊投資協定中的財產徵收原則。菸草管制無法以直接徵收維護其正當性，但是仍等同於間接徵收，因為在FCTC之下，健康與貿易之間的關係模糊曖昧，儘管有些人希望可以「健康優於貿易」（Mamudu 等人，2011）。反對相關立法的意見表示，制定此類法規將會開啟允許國家放棄本身之首要條約義務的先例，並引發「保護主義」。此類國內產業保護行動是列載於*Corn Products International, Inc. v The United Mexican States*（ICSID 案號 ARB(AF)/04/01）中，其中質疑墨西哥為保護

圖10.1：運用健康場所計畫預防肥胖

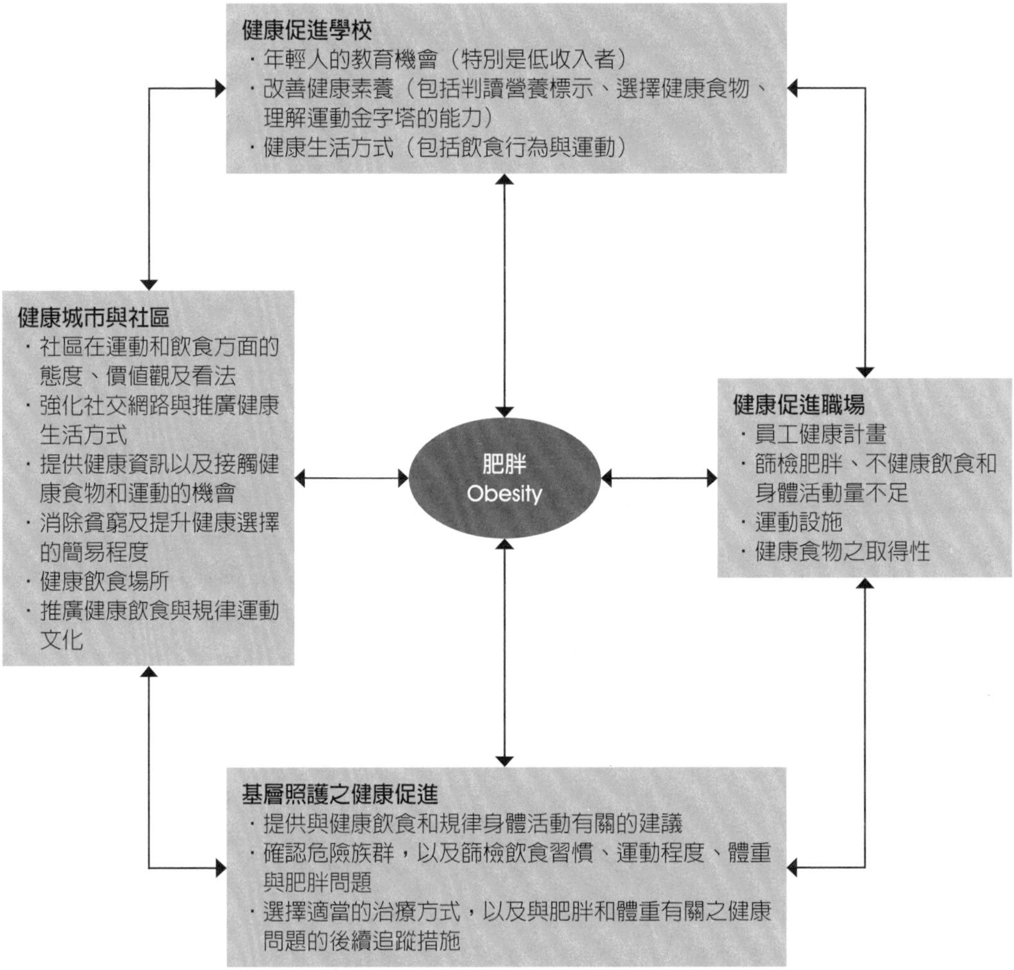

資料來源：Lee, 2019e。

國內糖品供應商而對高果糖玉米糖漿徵稅、立法將高果糖玉米糖漿排除於軟性飲料甜味劑市場外的作為。但是，若此類法律係透過國家法定權力制定、以合理之公共目的為宗旨，且以無差別待遇和比例均衡為基礎時，應不需要產業補償。

　　FCTC已針對菸草管制推動相關的國內法規，以制定與體育活動之廣告和贊助有關的限制、禁止在公共區域抽菸，並要求包裝必須保持樸素。國內法庭以健康權、生命權和安全環境之權利為基礎，贊成相關的菸草管制法律，包括ICESCR第12條，保障人人享有可達成之最高身心理健康標準的權利，並表示潛在健康之決定因素的適當公共健康措施，對群體來說應是重要的權利。此外，FCTC於1998年開始草擬計畫，並與公民社會進行協商，以建立框架公約聯盟（Gostin, 2014b）。為達到無菸世界的目標，需要採用由下而上的方法大力動員社會資源，宣導資訊、協助有危險的社區，以及向政府和其他關鍵利害關係人施壓，促使其採取行動。健康場所計畫可以做為促進改變的工具進行實施（圖10.2）。飲酒過量是癌症與其他NCD的另一項風險因素，且必須將預防視為優先立法重點（Beaglehole 等人，2011）。此項 NCD 風險因素每年導致大約200萬至300萬人死亡，卻經常遭到忽略（GBD 2016 Alcohol Collaborators, 2018）。英格蘭首席醫療官在近期調整了男性之低風險飲酒方面的建議，將每週飲酒上限自21單位降低至14單位（Welch, 2017）。此項調整的主要原因是累積的證據指出，即使少量飲酒亦會增加各種罹癌風險，包括大腸癌、乳癌、喉癌、肝癌、食道癌、口腔癌和咽部癌症等（Bagnardi 等人，2013）。

　　不過，酒精管制的進展緩慢，因為酒精廣告無所不在，並深植於文化和體育活動的商業結構中，而文化規範亦已滲透至社會網路中（Beaglehole 等人，2011）。酒品業與菸草業相同，相較於制定法規，該產業更傾向於自主的法令與標準（Bond 等人，2010）。為鼓勵各國推動法律規範，以降低酒精的相關傷害，因此建立了酒精控制框架公約（FCAC）（Room 等人，2008）。國際公約是以更有保障的方式，為政府將酒精與其他商品區隔，以利於推行有根據的公共健康措施。酒精造成的健康與社會後果不限於癌症，亦包括心血管疾病、死亡、道路事故傷害，以及酒精相關暴力事件導致的健康衝擊（Room 等人，2008）。在調整眾多潛在干擾因子之後，發現飲用酒精與右海馬迴體積變小有關，而體積改變的程度取決於酒精之劑量（NIH, 2021）。研究指出，即使是中度飲酒者（在研究期間，男性每週達21單位之標準）的海馬迴萎縮機率也高出戒酒者三倍，而非常少量飲酒（一週1-6單位）亦不具備如同戒酒的保護作用，且飲酒程度越高，白質越不健全，詞彙流暢度也會更快速下降（「執行功

圖10.2：運用健康場所計畫進行菸草控制

學校場所
· 以提升健康素養、拒絕與迴避技巧為目標，推動符合不同年齡層之需求與興趣的菸草管制健康課綱。
· 發起相關計畫，協助家長保護孩子遠離菸草及協助戒菸
· 鼓勵與社區連結，推廣積極生活和向菸說「不」活動

社區場所
· 鼓勵建立更多的無菸環境（室內與室外完全無菸的公共環境）
· 嚴格管制將菸草販賣給年輕人的情形
· 推動法規要求樸素包裝
· 增加菸草產品的關稅與稅額
· 為未販賣菸草產品的零售商提供激勵措施
· 增加民眾消費菸草的困難度

基層照護場所
初級預防
· 提供與菸草對個人健康、家庭健康及環境健康之有害影響有關的資訊
· 透過適當的媒體傳遞相關資訊，以符合不同社會經濟群體的需求
· 初級照護提供者應引導患者注意相關資訊
二級預防
· 早期確認暴露於菸害風險者
· 確認目前處於改變階段的抽菸者，並提供適當的介入措施
三級預防
· 建立方便使用的戒菸門診

菸草控制

工作場所
· 持續落實無菸政策
· 提供戒菸服務
· 提供壓力管理服務
· 定期檢查員工的呼吸系統功能

資料來源：Lee, 2019e。

能」測驗）。許多人視為正常範圍的飲酒習慣其實有害健康，其他研究結果亦加強了此論述（Welch，2017、Topiwala 等人，2017）。

我們不能容許製造商濫用法治，維護有害群體健康的產品。過去曾發生多件製造商反對侵害其權利的法律案例，例如 2002 年，三大加拿大菸草製造商因涵蓋全面性健康警語之新法規的聯邦菸草法（Federal Tobacco Act）而控訴聯邦政府（*Rothmans, Benson and Hedges, Inc., JTI-MacDonald Inc., and Imperial Tobacco Limited v Attorney General of Canada, Canada Montreal Sup.Ct*）。法院駁回該起訴申請。製造商於 2005 年向魁北克上訴法院提出上訴，控訴健康警語法規已踰越加拿大國會職權，不正當侵害他們受加拿大權利與自由憲章保障的表意自由。魁北克上訴法院認為其所謂之「侵害表意自由」毫無根據，且表示法規要求之警語文字和圖片未針對立法對象設定過於嚴格的約束。製造商們向加拿大最高法院提出上訴（2007 SCC 30）。法院判定聯邦菸草法違反加拿大權利與自由憲章之情事是屬正當侵害，因為菸癮相關之風險與痛苦為急迫和實在的問題。

在定義法治時，Lord Bingham 的說明表示「法律必須充分保護基本權利」，並討論了與此概念有關的八個子規則項目（Bingham, 2000）。法治必須能平衡互相衝突的想法，而政府必須考量所有利害關係者的權利。於此情況下，許多政府避免採取立法措施提升菸酒潛在風險的相關健康素養。運用健康場所計畫達成，以協助發展社區行動、提倡針對有害物質的保護措施，且將同時協助、支持個人改變自己的生活方式。

心理疾病預防策略

預防是最符合成本效益的心理疾病管理方式，但是過程很複雜，因為許多預防策略已超出健康部門的範圍。圖10.3說明心理健康問題的三級預防機制（Baird 等人，2013）。公平的社會應投資保護因子（例如提升正向家庭關係、加強鄰里關係和促進人際溝通），以及滿足群體的基本需求（例如完善居住與工作環境），將壓力源降至最低。

僅有消除心理健康狀況之汙名化的社會，才能及早確認心理健康問題，並鼓勵找尋改善健康的方法。支援服務也必須具備使用者可取得、容易取得、可接受及可負擔的特性。三級預防機制需要有效實施於人們的生活、工作或學習環境中，因此，健康場所計畫為處理群體中各種心理健康問題的理想框架。圖10.4說明不同場所如何加強心理健康促進方面的福祉（Lee, 2018c）。

圖10.3：心理健康的三級預防機制

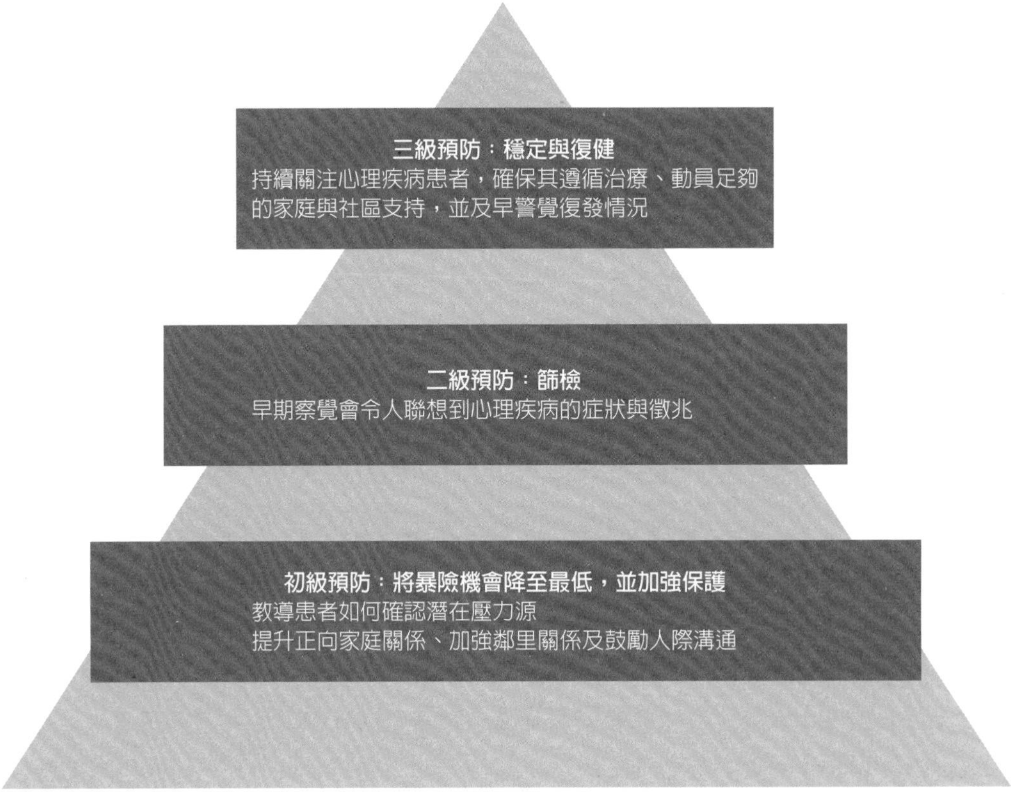

三級預防：穩定與復健
持續關注心理疾病患者，確保其遵循治療、動員足夠
的家庭與社區支持，並及早警覺復發情況

二級預防：篩檢
早期察覺會令人聯想到心理疾病的症狀與徵兆

初級預防：將暴險機會降至最低，並加強保護
教導患者如何確認潛在壓力源
提升正向家庭關係、加強鄰里關係及鼓勵人際溝通

資料來源：作者。

圖10.4：運用健康場所計畫促進心理健康

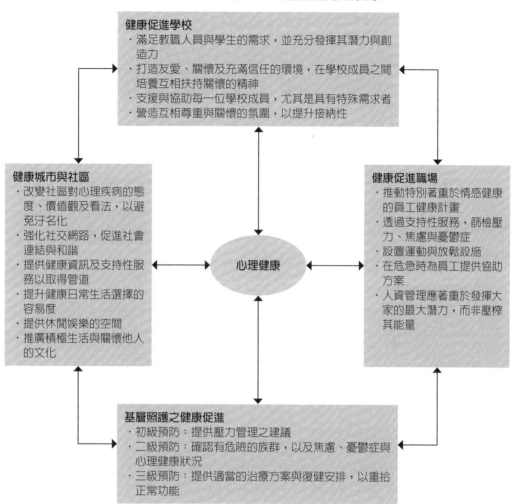

健康促進學校
- 滿足教職人員與學生的需求，並充分發揮其潛力與創造力
- 打造友愛、關懷及充滿信任的環境，在學校成員之間培養互相扶持關懷的精神
- 支援與協助每一位學校成員，尤其是具有特殊需求者
- 營造互相尊重與關懷的氛圍，以提升接納性

健康城市與社區
- 改變社區對心理疾病的態度、價值觀及看法，以避免汙名化
- 強化社交網路，促進社會連結與和諧
- 提供健康資訊及支持性服務以取得管道
- 提升健康日常生活選擇的容易度
- 提供休閒娛樂的空間
- 推廣積極生活與關懷他人的文化

心理健康

健康促進職場
- 推動特別著重於情感健康的員工健康計畫
- 透過支持性服務，篩檢壓力、焦慮與憂鬱症
- 設置運動與放鬆設施
- 在危急時為員工提供協助方案
- 人資管理應著重於發揮大家的最大潛力，而非壓榨其能量

基層照護之健康促進
- 初級預防：提供壓力管理之建議
- 二級預防：確認有危險的族群，以及焦慮、憂鬱症與心理健康狀況
- 三級預防：提供適當的治療方案與復健安排，以重拾正常功能

資料來源：Lee, 2018c。

健康權

　　社會不公一直被視為普遍存在全球的「殺手」。與不公義有關的死亡，係不良社會政策與計畫、不公平之經濟安排和造成健康不平等之「壞政策」相乘的副產品（Marmot 等人，2008）。採取人權基礎的工作方法（HRBA），為可以協助窮人、弱勢族群與邊緣化群體獲得健康相關服務、改善其健康照護品質的有效手段（Hunt 等人，2015）。系統性地整合HRBA是很重要的事，我們必須以此發展政府與社會團體成員的能力，使他們以人權為重點，規劃、執行與評估健康計畫與策略。Marmot 與Bell（2012）在英格蘭之健康不平等的研究中指出很重要的一點：知識需要搭配行動，確保所有兒童、年輕人和成年人都能最大化本身的能力及掌控自己的生命，並打造、發展健康永續的場域，以及強化健康狀況預防措施。

　　高收入國家的經驗顯示，即使已有完善之全民健康覆蓋（UHC）的醫療保健系統，許多有成員罹患慢性疾病的家庭仍背負重大的經濟壓力（Jan 等人，2018）。因此，UHC不是保護家庭免於承擔與健康有關之經濟負擔的萬能藥。若更大範圍的公共健康與預防服務之資源，不慎導向個人層級的臨床服務時尤為如此（Jan 等人，2018、Schmidt 等人，2015）。政府需要制定更大的計畫，透過安全網（例如免費教育、基本勞僱權利）提升社會流動及降低貧窮，以進行協調。該等計畫不能僅限於健康照護的領域，必須聯合各個部門產生綜效，以加強與其他SDG之搭配（Waage 等人，2015）。

　　在評估HRBA之影響時，最好能避免依賴「可採用之醫療成效相關證據的嚴格分級」，並利用反映出同時發生之多重因素的影響及合理可信的證據（Biehl 等人，2009）。此部分需要傳統的健康指標，以及評估法律與政策框架之變化、其他質性變化等影響的新措施（Kjellstrom 等人，2007）。健康權的範圍不應僅限於傳統健康服務（Lee, 2020）。

　　其應確保人們可以居住在風險因素最少的健康環境（生理和社會心理層面）中，同時增加保護的機會。此外，也有聲音呼籲提升落實健康權方面的法律問責性（Yamin 與 Lander，2015）。此政策制定者需要之多重部門的應用、評估與協調，正是健康場所計畫著重的部分（WHO, 1986）。因此，本書說明之橫跨多重場所的健康場所計畫，對於保障所有人的健康權至關重要。

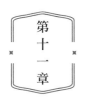

第
十
一
章

結語及城市超級使者故事完結篇

　　城市超級使者綜觀前述的種種，為市長提供一個最後的建議：為了促進市民的*健康和福祉，我們在各種情境中，包含城市、學校、職場、保健中心等，都必須注重健康城市計畫。我們必須捨棄傳統的指標，不再著重醫療成效，轉而採用新的措施，顯示出社區中增加健康知識、正向的行為改變、疾病預防、易於取得健康資訊等情形。社區和城市領導人必須主導修改公共政策，強化環境，以支持健康及預防性健康服務。透過焦點團體進行的研究蒐集社區資訊，鼓勵大眾支持改變政策及廣泛地應用健康場所計畫。橫跨不同場所運用以上措施，可以促使社區內部合作，且僅有透過合作，才能落實全民的「健康權」。*

結語

　　行為、環境、職業與代謝危險因子造成之死亡人數佔全球死亡率的一半，並導致超過三分之一的全球失能調整生命年（DALYs），因此擁有非常大的預防空間（GBD 2013 Risk Factors Collaborators，2015）。心血管疾病、慢性肺部疾病、癌症、糖尿病等非傳染性疾病是沉重的健康負擔，而造成這些疾病的主要推手，是不良飲食、運動不足或久坐的生活習慣。這些危險因子的成因，可能是運動或購買健康食品的地點與機會不足，也可能是因為特殊行業或政治反對因素，而導致無法形成公共衛生介入（GBD 2013 Risk Factors Collaborators，2015、Gostin 等人，2017、Patterson 等人，2018）。本書各章節已重點說明如何使用健康場所計畫，在城市、學校、職場、健康服務機構中創造支持性的環境，以促進人口健康。在健康場所的框架下，實體環境、內部環境與社會環境等層面皆不可或缺。

　　實體環境廣義定義為「大眾日常生活、工作和娛樂的人造空間」（Roof 與 Oleru，2008）。不僅包含綠化區和公園，同時包括人行道和車流的外觀與狀態、公共區域的清潔和維護、安全及社區安全的觀念、區域劃分與土地混合使用、人口密度等。內部環境則是社會資本或社會網絡與互動，可以促使人民互信、互惠（Leyden，2003）。社會環境係指社會支持、社會剝奪、收入不平等、種族歧視、社會凝聚和系統、基礎飲食設施與綠化區等因素（Gose 等人，2013）。想要在這些環境中塑造全民健康，最重要的是健康場所計畫，此外，健康場所計畫也能活用於各個場所。此外，此項計畫涵蓋日常的所有環境。採用此類計畫，將能使健康促進不再被視為一種疾病處理。有了這個計畫，社區為促進健康所採取的行動能夠獲得加強，個體可以更有效地培養健康技能、提升健康素養，優良的健康倡議也能更進一步發展。

本書各章節著重於不同的倡議，在世界各地的各個場所中都可以運用，以打造更好的環境。這些倡議都是以「新公共健康」的思維為基礎，必須持續創造及改善物理與社會環境，進而拓展社區資源，使人們可以相互支持，激發每一個人的最大潛能（Ashton 與 Thurston，2017）。

於此情形下，健康城市模型將可以做為主要範例。健康城市涵蓋所有場所，並能清楚闡釋實施健康促進的成效，在學校、職場、健康服務機構等處所創造協同應用。在無法善用社區資源與公眾力量時，健康促進將會停滯不前。為了發揮最大成效，應在制定公共政策時，提起健康場所計畫。我們落實倡議內容，無論是健康城市運動、健康促進學校運動，或是其他特定場所導向計畫，都能獲得實績，且這些實績應接受評估，並做為制定發展與設計相關決策時的參考資訊（Carmichael 等人，2020）。總言之，健康城市計畫可以同時推動「健康權」及促進許多不同場所的健康，確保社區內外可以健康生活，且最終全世界皆能如此。

參考資料

Aarø, L. E., Wold, B., Kannas, L., and Rimpelä, M. (1986). "Health behaviour in schoolchildren. A WHO cross-national survey: A presentation of philosophy, methods and selected results of the first survey". *Health Promotion International*, Vol. 1, Issue 1, pp. 17–33.

Aldana, S. G. (2001). "Financial impact of health promotion programs: a comprehensive review of the literature". *American Journal of Health Promotion*, Vol. 15, Issue 5, pp. 296–320.

Allensworth, D. (1994). "The research base for innovative practices in school health education at the secondary level". *Journal of School Health*, Vol. 64, No. 5, pp. 180–187.

Allensworth, D. (1997). "Evolution of school health". In: Allensworth, D., Lawson, E., Nicholson, L., and Wyche, J. (Eds.), *School and Health: Our Nation's Investment. Institute of Medicine (US) Committee on Comprehensive School Health Programs in Grades K-12* (pp. 33–59). Washington, DC: National Academies Press.

Alliance for Healthy Cities [AFHC]. (2010). *Gangnam Declaration for Ubiquitous Healthy Cities.* Fourth Global Conference of the Alliance for Healthy Cities, Gangnam, Gangnam, Seoul, Korea, 26–30 October 2010. Available at: http:// alliance-healthycities.com/PDF/Gangnam DeclarationUbiquitousHealthyCities_ October2010.pdf, last accessed 13 April 2021.

Al Subhi, L. K., Bose, S., and Al Ani, M. F. (2015). "Prevalence of physically active and sedentary adolescents in ten Eastern Mediterranean countries and its relation with age, sex, and body mass index". *Journal of Physical Activity and Health,* Vol. 12, Issue 2, pp. 257–265.

American Academy of Pediatrics. (2004). *School Health: Policy and Practice.* Elk Grove Village, IL: American Academy of Pediatrics.

Amorim, T. C., Azevedo, M. R., and Hallal, P. C. (2010). "Physical activity levels according to physical and social environmental factors in a sample of adults living in South Brazil". *Journal of Physical Activity and Health*, 7 Supp. 2, pp. S204–S212.

Annas, G. J., and Mariner, W. K. (2016). "(Public) health and human rights in practice". *Journal of Health Politics, Policy and Law*, Vol. 41, Issue 1, pp. 129–139.

Ashton, J. (1992). *Healthy Cities*. Philadelphia: Open University Press.

Ashton, J., and Kickbusch, I. (1986). *Healthy Cities: Action Strategies for Health Promotion*. Copenhagen: World Health Organisation, 1986.

Ashton, J., and Thurston, M. N. (2017). "New public health". *International Encyclopedia of Public Health* (2nd edition), Vol. 5, pp. 231–239.

Badland, H., Whitzman, C., Lowe, M., Davern, M., Aye, L., Butterworth, I., Hes, D., and Giles-Corti, B. (2014). "Urban liveability: Emerging lessons from Australia for exploring the potential for indicators to measure the social determinants of health". *Social Science and Medicine*, Vol. 111(C), pp. 64–73.

Bagnardi, V., Rota, M., Botteri, E., Tramacere, I., Islami, F., Fedirko, V., Scotti, L., Jenab, M., Turati, F., Pasquali, E., Pelucchi, C., Bellocco, R., Negri, E., Corrao, G., Rehm, J., Boffetta, P., and La Vecchia, C. (2013). "Light alcohol drinking and cancer: A meta-analysis". *Annals of Oncology*, Vol. 24, Issue 2, pp. 301–308.

Baird, M. A., Riba, M., Lee, A., Galvez, E., and Deneke, D. (2013). "Managing the interface in primary care mental health clinics". In: Ivbijaro, G. (Ed.), *Companion to Primary Care Mental Health* (pp. 1116–1137). London/New York: WONCA and Radcliff Publishing.

Baum, F. (1993). "Noarlunga Healthy Cities Pilot Project: The contribution of research and evaluation". In: Davies, J. K., and Kelly, M. P. (Eds.), *Healthy Cities: Research and Practice* (pp. 90–111). London: New York: Routledge.

Baum, F. (1995). "Researching public health: Behind the qualitative-quantitative methodological debate". *Social Science and Medicine*, Vol. 40, Issue 4, pp. 459–468.

Baum, F. (2003). *The New Public Health* (2nd edition). South Melbourne: Oxford University Press.

Baum, F. (2014). *Addressing Health Inequities in the New Era of Public Health*. Pre-conference Seminar of Global Conference of Alliance for Healthy Cities, 27 November 2014, Hong Kong.

Baum, F., and Cooke, R. (1992). "Healthy Cities Australia: The evaluation of the pilot project in Noarlunga, South Australia". *Health Promotion International*, Vol. 7, Issue 3, pp. 181–193.

Baum, F., Jolley, G., Hicks, R., Saint, K., and Parker, S. (2006). "What makes for sustainable Healthy Cities initiatives? A review of the evidence from Noarlunga, Australia after 18 years". *Health Promotion International*, Vol. 21, Issue 4, pp. 259–265.

Beaglehole, R., Bonita, R., and Magnusson, R. (2011). "Global cancer prevention: An important pathway to global health and development". *Public Health*, Vol. 12, pp. 821–831.

Bell, A. C., and Swinburn, B. A. (2004). "What are the key food groups to target for preventing obesity and improving nutrition in schools?" *European Journal of Clinical Nutrition*, Vol. 58, Issue 2, pp. 258–263.

Biehl, J., Petryna, A., Gertner, A., and Picon, P. D. (2009). "Judicialisation of the right to health in Brazil". *Lancet*, Vol. 373, No. 9682, pp. 2182–2184.

Bingham, T. (2000). *The Rule of the Law*. London: Allen Lane.

Birckmayer, J. D., and Weiss, C. H. (2000). "Theory-based evaluation in practice: What do we learn?" *Evaluation Review*, Vol. 24, Issue 4, pp. 407–431.

Bloch, P., Toft, U., Reinbach, H. C., Clausen, L. T., Mikkelsen, B. E., Poulsen, K., and Jensen, B. B. (2014). Revitalizing the setting approach: Supersettings for sustainable impact in community health promotion. *International Journal of Behavioral Nutrition and Physical Activity*, Vol. 11, p. 118.

Blum, R., and Dick, B. (2013). "Strengthening global programs and policies for youth based on the emerging science". *Journal of Adolescent Health*, Vol. 52, Issue 2, Supp. 2, pp. S1–S3.

Blum, R. W., McNeely, C. A., and Rinehart, P. M. (2002). *Improving the Odds: The Untapped Power of Schools to Improve the Health of Teens*. Minneapolis: Center for Adolescent Health and Development, University of Minnesota.

Bond, L., Daube, M., and Chikritzhs, T. (2010). "Selling addictions: Similarities in approaches between big tobacco and big booze". *Australia Medical Journal*, Vol. 3, Issue 6, pp. 325–332.

Boonekamp, G. M. M., Colomer, C., Tomás, A., and Nuñez, A. (1999). "Healthy Cities evaluation: The co-ordinators perspective". *Health Promotion International*, Vol. 14, Issue 2, pp. 103–110.

Brotons, C., Björkelund, C., Bulc, M., Ciurana, R., Godycki-Cwirko, M., Jurgova, E., Kloppe, P., Lionis, C., Mierzecki, A., Piñeiro, R., Pullerits, L., Sammut, M. R., Sheehan, M., Tataradze, R., Thireos, E. A., Vuchak, J., and the EUROPREV Network. (2005). "Prevention and health promotion in clinical practice: The views of general practitioners in Europe". *Preventive Medicine*, Vol. 40, Issue 5, pp. 595–601.

Brownell, K. D., Kersh, R., Ludwig, D. S., Post, R. C., Puhl, R. M., Schwartz, M. B., and Willett, W. C. (2010). "Personal responsibility and obesity: A constructive approach to a controversial issue". *Health Affairs*, Vol. 29, No. 3, pp. 379–387.

Brug, J., te Velde, S., De Bourdeaudhuij, I., and Kemers, S. (2010). "Evidence of the influence of home and family environment". In: Waters, E., Swinburn, B. A., Seidell, J. C., and Uauy, R. (Eds.), *Preventing Childhood Obesity: Evidence Policy and Practice* (p. 64–70). Oxford, UK:

Wiley-Blackwell.

Buck, D., Baylis, A., Dougall, D., and Robertson, R. (2018). *A Vision of Population Health: Towards a Healthier Future.* London, UK: Kings Fund.

Bui, D. S., Lodge, C. J., Burgess, J. A., Lowe, A. J., Perret, J., Bui, M. Q., Lodge, C. J., Burgess, J. A., Lowe, A. J., Perret, J., Bui, M. Q., Bowatte, G., Gurrin, L., Johns, D. P., Thompson, B. R., Hamilton, G. S., Frith, P. A., James, A. L., Thomas, P. S., Jarvis, D., Svanes, C., Russell, M., Morrison, S. C., Feather, I., Allen, K. J., Wood-Baker, R., Hopper, J., Giles, G. G., Abramson, M. J., Walters, E. H., Matheson, M. C., and Dharmage, S. C. (2018). "Childhood predictors of lung function trajectories and future COPD risk: A prospective cohort study from the first to the sixth decade of life". *Lancet Respiratory Medicine*, Vol. 6, Issue 7, pp. 535–544.

Burton, S. (1999). "Evaluation of healthy city projects: Stakeholder analysis of two projects in Bangladesh". *Environment and Urbanisation*, Vol. 11, Issue 1, pp. 41–52.

Bustreo, F., and Chestnov, O. (2013). "Emerging issues in adolescent health and the positions and priorities of the World Health Organisation". *Journal of Adolescent Health*, Vol. 52, Issue 2, Supp. 2, pp. S4.

Capello, R. (2000). "The city-network paradigm: Measuring urban network externalities". *Urban Studies*, Vol. 37, Issue 11, pp. 1925–1945.

Carmichael, L., Prestwood, E., Marsh, R., Ige, J., Williams, B., Pilkington, P., Eaton, E., and Michalec, A. (2020). "Healthy buildings for a healthy city: Is the public health evidence base informing current building policies?" *Science of the Total Environment*, Vol. 719, No. 137146.

Carter, O. B. (2006). "The weight issue of Australian television food advertising and childhood obesity". *Health Promotion Journal of Australia*, Vol. 17, Issue 1, pp. 5–11.

Catalano, R. F., Haggerty, K. P., Oesterle, S., Fleming, C. B., and Hawkins, J. D. (2004). "The importance of bonding to school for healthy development: Findings from the Social Development Research Group". *Journal of School Health*, Vol. 74, Issue 7, pp. 252–261.

Catford, J. (1993). "Auditing health promotion: What are the vital signs of quality?" *Health Promotion International*, Vol. 8, Issue 2, pp. 67–68.

Central Intelligence Agency [CIA]. (2015). *Distribution of Family Income — Gini Index* [online]. Available at: www.cia.gov/the-world-factbook/field/gini-index- coefficient-distribution-of-family-income/.

Centre for Health Education and Health Promotion [CHEHP]. (2012). *Health Promoting School*

Performance Indicators. CHEHP, The Chinese University of Hong Kong, Hong Kong. Available at: www.cuhk.edu.hk/med/hep/consultancy/indicator.pdf, accessed 15 November 2019.

Chen, M. S. (1988). "Wellness in the workplace: Beyond the point of no return". *Health Values*, Vol. 12, pp. 16–22.

Chen, F. L., and Lee, A. (2016). "Health-promoting educational settings in Taiwan: Development and evaluation of the Health-Promoting School Accreditation System". *Global Health Promotion*, Vol. 23, Supp. 1, pp. 18–25.

Chow, Y. H. (2018). *Kwai Tsing Health System: Enhancement of Community Health Care*. Hong Kong: Kwai Tsing Safe Community and Healthy City Association.

Chu, C. M., and Forrester, C. A. (1992). *Workplace Health Promotion in Queensland*. Brisbane: Queensland Health.

Chu, C., Breucker, G., Harris, N., Stitzel, A., Gan, X., Gu, X., and Dwyer, S. (2000). "Health-promoting workplaces: International settings development". *Health Promotion International*, Vol. 15, Issue 2, pp. 155–167.

Cohen, D. A. (2010). "Evidence on the food environment and obesity". In: Waters, E., Swinburn, B. A., Seidell, J. C., and Uauy, R. (Eds.), *Preventing Childhood Obesity: Evidence, Policy and Practice* (pp. 113–119). Oxford, UK: Wiley-Blackwell.

Cole, H., Shokry, G., Connolly, J. J. T., Pérez-del-Pulgar, C., Alonso, J., and Anguelovski, I. (2017). "Can Healthy Cities be made really healthy". *Lancet Public Health*, Vol. 2, Issue 9, pp. 394–395.

Collins, J. J., Baase, C. M., Sharda, C. E., Ozminkowski, R. J., Nicholson, S., Billotti, G. M., Turpin, R. S., Olson, M., and Berger, M. L. (2005). "The assessment of chronic health conditions on work performance, absence, and total economic impact for employers". *Journal of Occupational and Environmental Medicine*, Vol. 47, Issue 6, pp. 547–557.

Commission on Social Determinants of Health [CSDH]. (2008). *CSDH Final Report: Closing the Gap in a Generation: Health Equity through Action on the Social Determinants of Health*. Geneva: World Health Organisation.

Corburn, J. (2017). "Equitable and healthy city planning: Towards healthy urban governance in the century of the city". In: de Leeuw, E., Simos, J. (Eds.) (2017). *Healthy Cities: The Theory, Policy, and Practice of Value-Based Urban Planning* (pp. 31–41). New York: Springer.

Crown, J. (2003). "Analysis of health determinants for Healthy Cities programmes". In: Takano, T. (Ed.), *Healthy Cities and Urban Policy Research* (pp. 59–75). London: Routledge.

Cullen, K., Baranowski, T., Owens, E., Marsh, T., Rittenberry, L., and de Moor, C. (2003). "Availability, accessibility, and preferences for fruit, 100% fruit juice, and vegetables influence children's dietary behaviour". *Health Education and Behavior*, Vol. 30, Issue 5, pp. 615–626.

Curriculum Development Council and the Hong Kong Examination Authority. (2007a). *Liberal Studies, Curriculum and Assessment Guide (Secondary 4–6)* (updated in 2015) [online]. Available at: http://334.edb.hkedcity.net/doc/chi/curriculum2015/ LS_CAGuide_e_2015.pdf.

Curriculum Development Council and the Hong Kong Examination Authority. (2007b). *Health Management and Social Care, Curriculum and Assessment Guide (Secondary 4–6)* (updated in 2015) [online]. Available at: http://334.edb. hkedcity.net/doc/chi/curriculum2015/HMSC_ CA_Guide_e_2015.pdf.

Davey, P. (2010). *Logan Public Health Plan 2003–2008: Evaluation Report.* Queensland: Griffith University Centre for Environment and Population Health and Logan Health Council.

Day, M. E., Strange, K. S., McKay, H. A., and Naylor, P. J. (2008). "Action schools! BC — Healthy eating: Effects of a whole-school model to modifying eating behaviours of elementary school children". *Canadian Journal of Public Health*, Vol. 99, No. 4, pp. 328–331.

Delaney, F. G. (1994). "Muddling through the middle ground: Theoretical concerns in intersectoral collaboration and health promotion". *Health Promotion International*, Vol. 9, Issue 3, pp. 217–225.

de Leeuw, E. (1993). "Health policy, epidemiology and power: The interest web". *Health Promotion International*, Vol. 8, Issue 1, pp. 49–52.

de Leeuw, E. (1999). "Healthy Cities: Urban social entrepreneurship for health". *Health Promotion International*, Vol. 14, Issue 3, pp. 261–270.

de Leeuw, E. (2000). "Community as a setting for health promotion". In: Poland, B. D., Green, L. W., and Rootman I. (Eds.), *Settings for Health Promotion: Linking Theory and Practice* (pp. 287–300). Thousand Oaks, CA: SAGE Publications.

de Leeuw, E. (2009). "Mixing urban health research methods for best fit". *Journal of Urban Health*, Vol. 87, Issue 1, pp. 1–4.

de Leeuw, E. (2011). "Do healthy cities work? A logic of method for assessing impact and outcome of healthy cities". *Journal of Urban Health*, Vol. 89, Issue 2, pp. 217–231.

de Leeuw, E. (2017a). "Healthy Cities are back! (They were never gone)". *Health Promotion International*, Vol. 32, Issue 4, pp. 606–609.

de Leeuw, E. (2017b). "Cities and health from the neolithic to the anthropocene". In: De Leeuw,

E., and Simos, J. (Eds.), *Healthy Cities: The Theory, Policy, and Practice of Value-Based Urban Planning* (pp. 3–30). New York: Springer.

de Leeuw, E. (2017c). "From urban projects to healthy city policies". In: de Leeuw, E., and Simos, J. (Eds.), *Healthy Cities: The Theory, Policy, and Practice of Value-Based Urban Planning* (pp. 407–437). New York: Springer.

de Leeuw, E., and Skovgaard, T. (2005). "Utility-driven evidence for healthy cities: Problems with evidence generation and application". *Social Science and Medicine,* Vol. 61, Issue 6, pp. 1331–1341.

de Leeuw, E., and Simos, J. (Eds). (2017). *Healthy Cities: The Theory, Policy, and Practice of Value-Based Urban Planning.* New York: Springer.

de Leeuw, E., Green, G., Dyakova, M., Spanswick, L., and Palmer, N. (2015). "European Healthy Cities evaluation: Conceptual framework and methodology". *Health Promotion International,* Vol. 30, Supp. 1, pp. i8–i17.

Denaxas, S. C., Asselbergs, F. W., and Moore, J. H. (2016). "The tip of the iceberg: Challenges of accessing hospital electronic health record data for biological data mining". *BioData Mining,* Vol. 9, Art. No. 29.

Denzin, N. K. (1978). *The Research Act: A Theoretical Introduction to Sociological Methods.* New York: McGraw Hill.

Denzin, N. K. (2009). *The Research Act: A Theoretical Introduction to Sociological Methods* (3rd edition). Englewood Cliffs, NJ: Prentice Hall.

Denzin, N. K. (2012). "Triangulation 2.0". *Journal of Mixed Methods Research*, Vol. 6, Issue 2, pp. 80–88.

Denzin, N. K., and Lincoln, Y. S. (Eds.). (2011). *The SAGE Handbook of Qualitative Research* (4th edition). Thousand Oaks, CA: SAGE Publications.

Denzin, N. K., and Lincoln, Y. S. (Eds.). (2018). *The SAGE Handbook of Qualitative Research* (5th edition). Los Angeles, CA: SAGE Publications.

Department of Health [DH], United Kingdom (2004). *Choosing Health: Making Healthy Choices Easier.* HM Government, UK: The Stationary Office.

Diez Roux, A. V. (2001). "Investigating neighbourhood and area effects on health". *American Journal of Public Health*, Vol. 91, No. 11, pp. 1783–1789.

Dixon, J., Omwega, A. M., Friel, S., Burns, C., Donati, K., and Carlisle, R. (2007). "The health equity dimension of urban food systems". *Journal of Urban Health*, Vol. 84, Issue 3, pp. 118–129.

Donchin, M., Shemesh, A. A., Horowitz, P., and Daoud, N. (2006). "Implementation of the healthy cities' principles and strategies: An evaluation of the Israel healthy cities network". *Health Promotion International*, Vol. 21, Issue 4, pp. 266–273.

Dooris, M. (2004). "Joining up settings for health: A valuable investment for strategic partnerships?" *Critical Public Health*, Vol. 14, Issue 1, pp. 49–61.

Dooris, M. (2006). "Healthy settings: Challenges to generating evidence of effectiveness". *Health Promotion International*, Vol. 21, Issue 1, pp. 55–65.

Dooris, M. (2009). "Holistic and sustainable health improvement: The contribution of the settings-based approach to health promotion". *Perspectives in Public Health*, Vol. 129, Issue 1, pp. 29–36.

Dooris, M., Poland, B., Kolbe, L., de Leeuw, E., McCall, D., and Wharf- Higgins, J. (2007). "Healthy settings: Building evidence for the effectiveness of whole-system health promotion-challenges and future directions". In: McQueen, D., and Jones, C. (Eds.), *Global Perspectives on Health Promotion Effectiveness* (pp. 327–352). New York: Springer.

Dooris, M., Wills, J., and Newton, J. (2014). "Theorizing healthy settings: A critical discussion with reference to Healthy Universities". *Scandinavian Journal of Public Health*, Vol. 42, Supp. 15, pp. 7–16.

Douglas, F., Van Teijlingen, E., Torrance, N., Fearn, P., Kerr, A., and Meloni, S. (2006). "Promoting physical activity in primary care settings: Health visitors' and practice nurses' view and experiences". *Journal of Advanced Nursing*, Vol. 55, Issue 2, pp. 159–168.

Doyle, Y. G., Tsouros, A. D., Cryer, P. C., Hedley, S., and Russell-Hodgson, C. (1999). "Practical lessons in using indicators of determinants of health across 47 European cities". *Health Promotion International*, Vol. 14, Issue 4, pp. 289–299.

Duhl, L. (1986). "The healthy city: Its function and its future". *Health Promotion International*, Vol. 1, Issue 1, pp. 55–60.

Duhl, L. (1996). "An ecohistory of health: The role of 'healthy cities' ". *American Journal of Health Promotion*, Vol. 10, Issue 4, pp. 258–261.

Economist Intelligence Unit (written by Becca Lipman and edited by Elizabeth Sukkar). (2019). *Enabling People to Manage Their Health and Well-being: Policy Approach to Self-care*. London: Economist Intelligence Unit.

Elsey, H., Agyepong, I., Huque, R., Quayyem, Z., Baral, S., Ebenso, B., Kharel, C., Shawon, R.

A., Onwujekwe, O., Uzochukwu, B., Nonvignon, J., Aryeetey, G. C., Kane, S., Ensor, T., and Mirzoev, T. (2019) "Rethinking health systems in the context of urbanisation: Challenges from four rapidly urbanising low-income and middle-income countries". *BMJ Global Health*, Vol. 4, Issue 3, e001501.

Epstein, L., and Ogden, J. (2005). "A qualitative study of GPs' views of treating obesity". *British Journal of General Practice,* Vol. 55, Issue 519, pp. 750–754.

Eriksson, C. (2000). "Learning and knowledge-production for public health: A review of approaches to evidence-based public health". *Scandinavian Journal of Public Health*, Vol. 28, Issue 4, pp. 298–308.

Farmer, T., Robinson, K., Elliott, S. J., and Eyles, J. (2006). "Developing and implementing a triangulation protocol for qualitative health research". *Qualitative Health Research*, Vol. 16, Issue 3, pp. 377–394.

Federal Institute for Occupational Safety and Health (Ed.) (1996). *European Network Workplace Health Promotion.* 1st Meeting of the Member States. Reports of the work-shop on 21 June 1995 in Dortmund. Conference Report Tb 72. Bremerhaven, Wirtschaftsverlag NW.

Feinstein, L., Sabates, R., Sorhaindo, A., Rogers, I., Herrick, D., Northstone, K., and Emmett, P. (2008). "Dietary patterns related to attainment in school: The importance of early eating patterns". *Journal of Epidemiology and Community Health*, Vol. 62, Issue 8, pp. 734–739.

Frank, L. D., Engelke, P. O., and Schmid, T. L. (2003). *Health and Community Design: The Impact of the Built Environment on Physical Activity.* London: Island Press.

Frieden, T. R. (2015). "The future of public health". *New England Journal of Medicine*, Vol. 373, No. 18, pp. 1748–1754.

Fusch, P., Fusch, G. E., and Ness, L. R. (2018). "Denzin's paradigm shift: Revisiting triangulation in qualitative research". *Journal of Social Change*, Vol. 10, Issue 1, pp. 19–31.

Galea, S., and Vlahov, D. (2005). *Handbook of Urban Health: Populations, Methods, and Practice.* New York: Springer.

GBD 2013 Risk Factors Collaborators. (2015). "Global, regional, and national comparative risk assessment of 79 behavioural, environmental and occupational, and metabolic risks or clusters of risks in 188 countries, 1990–2013: A systematic analysis for the Global Burden of Disease Study 2013". *Lancet*, Vol. 386, Issue 10010, pp. 2287–2323.

GBD 2016 Alcohol Collaborators. (2018). "Alcohol use and burden for 195 countries and territories, 1990–2016: A systematic analysis for the Global Burden of Disease Study 2016". *Lancet*, Vol. 392, No. 10152, pp. 1015–1035.

Ghebreyesus, T. A. (2018). "Acting on NCDs: Counting the cost". *Lancet*, Vol. 391, No. 10134, pp. 1973–1974.

Gifford, S. (1996). "Qualitative research: The soft option?" *Health Promotion Journal of Australia*, Vol. 6, Issue 1, pp. 58–61.

Giles-Corti, B., Badland, H. M., Mavoa, S., Turrell, G., Bull, F., Boruff, B., Pettit, C., Bauman, A. E., Hooper, P., Villanueva, K., Astell-Burt, T., Feng, X., Learnihan, V., Davey, R., Grenfell, R., and Thackway, S. (2014). "Reconnecting urban planning with health: A protocol for the development and validation of national liveability indicators associated with noncommunicable disease risk behaviours and health outcomes". *Public Health Research and Practice*, Vol. 25, Issue 1, e2511405.

Gose, M., Plachta-Danielzik, S., Willié, B., Johannsen, M., Landsberg, B., and Müller, M. J. (2013). "Longitudinal influences of neighbourhood built and social environment on children's weight status". *International Journal of Environmental Research and Public Health*, Vol. 10, Issue 10, pp. 5083–5096.

Gostin, L. O. (2014a). "Global health justice: Toward a transformative agenda for health equity". In: Gostin, L. O. (Ed.), *The Global Health Law* (pp. 13–31). Cambridge, MA: Harvard University Press.

Gostin, L. O. (2014b). "The Framework Convention on Tobacco Control: The global response to tobacco". In: Gostin, L. O. (Ed.), *The Global Health Law* (pp. 205–242). Cambridge, MA: Harvard University Press.

Gostin, L. O., and Gostin, K. G. (2009). "A broader liberty: JS Mill, paternalism, and the public's health". *Journal of Public Health*, Vol. 123, Issue 3, pp. 214–221.

Gostin, L. O., and Sridhar, D. (2014). "Global health and the law". *New England Journal of Medicine*, Vol. 370, Issue 18, pp. 1732–1740.

Gostin, L. O., and Wiley, L. F. (2016). *Public Health Law: Power, Duty, Restraint* (3rd edition). Berkeley: University of California Press.

Gostin, L. O., Friedman, E. A., Ooms, G., Gebauer, T., Gupta, N., Sridhar, D., Chenguang, W., Røttingen, J. A., and Sanders, D. (2011). "The Joint Action and Learning Initiative: Towards a global agreement on national and global responsibilities for health". *PLoS Medicine*, Vol. 8,

Issue 5, p. e1001031.

Gostin, L. O., Monahan, J. T., DeBartolo, M. C., and Horton, R. (2015). "Law's power to safeguard global health: A Lancet-O'Neill Institute, Georgetown University Commission on Global Health and the Law". *Lancet*, Vol. 385, No. 9978, pp. 1603–1604.

Gostin, L. O., Abou-Taleb, H., Roache, S. A, and Alwan, A. (2017). "Legal priorities for prevention of non-communicable diseases: Innovations from WHO's Eastern Mediterranean Region". *Public Health*, Vol. 144, pp. 4–12.

Goumans, M., and Springett, J. (1997). "From projects to policy: 'Healthy Cities' as a mechanism for policy change for health?" *Health Promotion International*, Vol. 12, Issue 4, pp. 311–322.

Grant, M. (2015). "European Healthy City Network Phase V: Patterns emerging for healthy urban planning". *Health Promotion International*, Vol. 30, Supp. 1, pp. i54–i70.

Green, G., Jackisch, J., and Zamaro, G. (2015). "Healthy cities as catalysts for caring and supportive environments". *Health Promotion International*, Vol. 30, Supp. 1, pp. i99–i107.

Green, J. (2000). "The role of theory in evidence-based health promotion practice". *Health Education Research*, Vol. 15, Issue 2, pp. 125–129.

Green, J., and Tones, K. (1999). "Towards a secure evidence base for health promotion". *Journal of Public Health*, Vol. 21, Issue 2, pp. 133–139.

Green, L. A., Fryer, G. E. Jr., Yawn, B. P., Lanier, D., and Dovey, S. M. (2001). "The ecology of medical care revisited". *New England Journal of Medicine*, Vol. 344, Issue 26, pp. 2021–2025.

Green, L. W., and Kreuter, M. W. (2005). *Health Program Planning: An Education and Ecological Approach* (4th edition). New York: McGraw Hill.

Green, L. W., Poland, B. D., and Rootman, I. (2000). "The settings approach to health promotion". In: Poland, B. D., Green, L. W., and Rootman, I. (Eds.), *Settings for Health Promotion: Linking Theory and Practice* (pp. 1–43). Thousands Oaks, CA: SAGE Publications.

Hall, C., Davies, J. K., and Sherriff, N. (2009). "Health in the urban environment: A qualitative review of the Brighton and Hove WHO Healthy City Program". *Journal of Urban Health*, Vol. 87, Issue 1, pp. 8–28.

Hancock, T. (1985). "The mandala of health: A model of the human ecosystem". *Family and Community Health: The Journal of Health Promotion and Maintenance*, Vol. 8, Issue 3, pp. 1–10.

Hancock, T. (1988). "Healthy Toronto: A vision of a healthy city". In: Ashton, J. (Ed.), *Healthy Cities: Concepts and Visions — A Resource for the WHO Healthy Cities Project*. Liverpool:

Department of Community Health, University of Liverpool.

Hancock, T. (2001). "People, partnerships and human progress: Building community capital". *Health Promotion International*, Vol. 16, Issue 3, pp. 275–280.

Hancock, T., and Duhl, L. (1998). *Promoting Health in the Urban Context.* WHO Healthy Cities Paper No 1. Copenhagen, Denmark: FADI Publishers.

Hanlon, G., and Pickett, J. (1984). *Public Health: Administration and Practice.* St Louis: Times Mirror/Mosby.

Havas, S. (2009). "The ACCORD Trial and control of blood glucose level in type two diabetes mellitus: Time to challenge conventional wisdom". *Archives of Internal Medicine*, Vol. 169, Issue 2, pp. 150–154.

Hawe, P., Degeling, D., and Hall, J. (1990). *Evaluating Health Promotion: A Health Worker's Guide.* New South Wales, Australia: MacLennan & Petty Pty.

Heale, R., and Forbes, D. (2013). "Understanding triangulation in research". *Evidence- Based Nursing*, Vol. 16, Issue 4, p. 98.

Higgins, C., Lavin, T., and Metcalfe, O. (2008). *Health Impacts of Education: A Review.* Ireland: The Institute of Public Health in Ireland.

Ho, M., Yuen, W. K., Suen, Y. P., Lee, C. K., and Lee, A. (2007). *Enhancing School Improvement through the Health Promoting School Mentorship Scheme: Hong Kong's Experience.* The 19th World Conference on Health Promotion and Health Education. International Union of Health Promotion and Health Education, Vancouver, 10–15 June 2007.

Ho, M., Garnett, S. P., Baur, L., Burrows, T., Stewart, L., Neve, M., and Collins, C. (2012). "Effectiveness of lifestyle interventions in child obesity: Systematic review with meta-analysis". *Pediatrics*, Vol. 130, Issue 6, pp. e1647–e1671.

Hoek, J. (2008). "Public health, regulation and the nanny state fallacy". Partnerships, Proof and Practice: International Nonprofit and Social Marketing Conference 2008 Proceedings, University of Wollongong, 15–16 July 2008. Available at: https://ro.uow. edu.au/insm08/2.

Hong Kong Census and Statistics Department. (2006a). *Hong Kong 2006 Population By-census — Main Tables.* Hong Kong: Census and Statistics Department.

Hong Kong Census and Statistics Department. (2006b). *Hong Kong 2006 Population By-census — Thematic Report: Household Income Distribution in Hong Kong.* Hong Kong: Government Printer.

Hong Kong Government of Special Administrative Region [HKSAR]. (2005). *Director of Audit's Report. Report No. 45.* (Chapter 9, 4.29). Hong Kong: HKSAR.

Hong Kong Project Team on the development of the Hong Kong Chinese Version WHOQOL. (1997). *Hong Kong Chinese Version World Health Organisation Quality of Life Measures, Abbreviated Version.* Hong Kong: Hospital Authority.

Horton, R., and Sargent, J. (2018). "2018 must be the year for action against NCDs". *Lancet,* Vol. 391, Issue 10134, pp. 1971–1973.

Hoyle, T. B., Todd Bartee, R., and Allensworth, D. D. (2010). "Applying the process of health promotion in schools: A commentary". *Journal of School Health,* Vol. 80, Issue 4, pp. 163–166.

Huang, T. T., and Story, M. T. (2010). "A journey just started: Renewing efforts to address childhood obesity". *Obesity (Silver Spring),* Vol. 18, Supp. 1, pp. S1–S3.

Hunt, P., Yamin, A. E., and Bustreo, F. (2015). "Making the case: What is the evidence of impact of applying human rights-based approaches to health?" *Health and Human Rights Journal,* Vol. 2, Issue 17, pp. 1–9.

Inchley, J., and Currie, C. (2003). *Promoting Healthy Eating in Schools Using a Health Promoting School Approach: Final Report of the ENHPS Healthy Eating Project.* Edinburgh: Child and Adolescent Health Research Unit (CAHRU), University of Edinburgh.

Inchley, J., Todd, J., Bryce, C., and Currie, C. (2001). "Dietary trends among Scottish school children in the 1990s". *Journal of Human Nutrition and Dietetics,* Vol. 14, Issue 3, pp. 207–216.

Inchley, J., Muldoon, J., and Currie, C. (2006). "Becoming a health promoting school: Evaluating the process of effective implementation in Scotland". *Health Promotion International,* Vol. 22, Issue 1, pp. 65–71.

International Union for Health Promotion and Education [IUHPE]. (2000a). *The Evidence of Health Promotion Effectiveness: Shaping Public Health in a New Europe, Part One: Core document.* Brussels: ECSC-EC-EAEC.

International Union for Health Promotion and Education [IUHPE]. (2000b). *The Evidence of Health Promotion Effectiveness: Shaping Public Health in a New Europe, Part Two: Evidence.* Brussels: ECSC-EC-EAEC.

International Union for Health Promotion and Education [IUHEP]. (2009). *Achieving Health Promoting Schools: Guidelines for Promoting Health in Schools.* Paris, France: IUHEP.

Jan, S., Laba, T. L., Essue, B. M., Gheorghe, A., Muhunthan, J., Engelgau, M., Mahal, A., Griffiths,

U., McIntyre, D., Meng, Q., Nugent, R., Atun, R. (2018). "Action to address the household economic burden of non-communicable disease". *Lancet*, Vol. 391, Issue 10134, pp. 2047–2058.

Janesick, V. J. (1994). "The dance of qualitative research design: Metaphor, methodolatry and meaning". In: Denzin, N. K., and Lincoln, Y. S. (Eds.), *Handbook of Qualitative Research* (pp. 209–219). London: SAGE Publications.

Jeet, G., Thakur, J. S., Prinja, S., Singh, M., Paika, R., Kunjan, K., and Dhadwal, P. (2018). "Effectiveness of targeting the health promotion settings for non-communicable disease control in low/middle-income countries: Systematic review protocol". *BMJ Open*, Vol. 8, Issue 6, p. e014559.

Jordan, J., Dowswell, T., Harrison, S., Lilford, R. J., and Mort, M. (1998). "Health needs assessment. Whose priorities? Listening to users and the public". *BMJ Clinical Research*, Vol. 316, Issue 7145, pp. 1668–1670.

Joyce, A., Dabrowski, A., Aston, R., and Carey, G. (2017). "Evaluating for impact: What type of data can assist a health promoting school approach?" *Health Promotion International*, Vol. 32, Issue 2, pp. 403–410.

Kahneman, D. (2003). "A perspective on judgement and choice: Mapping bounded rationality". *American Psychologist*, Vol. 58, Issue 9, pp. 697–720.

Kang, E. (2016). "Inter-sectoral collaboration for physical activity in Korean Healthy Cities". *Health Promotion International*, Vol. 31, Issue 3, pp. 551–561.

Kaplan, R. M., Chadwick, M. V., and Schimmel, L. E. (1985). "Social learning intervention to promote metabolic control in type I diabetes mellitus: Pilot experiment results". *Diabetes Care*, Vol. 8, Issue 2, pp. 152–155.

Karlsson, M. L., Bush, H., Aboagye, E., and Jensen, I. (2015). "Validation of a measure of health-related production loss: Construct validity and responsiveness — A cohort study". *BMC Public Health*, Vol. 15, Art. No. 1148.

Khanal, S., Lloyd, B., Rissel, C., Portors, C., Grunseit., A., Indig, D., Ibrahim, I., and McElduff, S. (2016). "Evaluation of the implementation of Get Healthy at Work — A workplace health promotion program in New South Wales, Australia". *Health Promotion Journal of Australia*, Vol. 27, Issue 3, pp. 243.250.

Kickbusch, I. (2005). "The health society: Importance of the new policy proposal by the EU

Commission on Health and Consumer Affairs". *Health Promotion International*, Vol. 20, Issue 2, pp. 101–103.

Kickbusch, I., and Gleicher, D. (2012). *Governance for Health in the 21st Century*. Copenhagen: World Health Organization Regional Office for Europe.

Kirdar, U. (1997). *Cities Fit for People*. New York: UNDP.

Kjellstrom, T., and Hinde, S. (2006). "Car culture, transport policy and public health". In: Kawachi, I., and Wamala, S. (Eds.), *Globalization and Health* (pp. 98–121). New York: Oxford University Press.

Kjellstrom, T., Mercado, S., Sattherthwaite, D., McGranahan, G., Friel, S., and Havemann, K., the Knowledge Network on Urban Settings (2007). *Our Cities, Our Health, Our Future: Acting on Social Determinants for Health Equity in Urban Settings. Report to the WHO Commission on Social Determinants of Health from the Knowledge Network on Urban Settings* [online]. WHO Kobe Centre, Kobe, Japan. Available at: www.who.int/social_determinants/resources/knus_report_16jul07.pdf.

Kolbe, L. J. (2005). "A framework for school health programs in the 21st century". *Journal of School Health*, Vol. 75, Issue 6, pp. 226–228.

Lai, A. (2010). *Evidence-based Healthy City Case Study in Hong Kong*. Fourth Global Conference of Alliance for Healthy City, Gangnam-gu, Seoul, Korea, 27–29 October 2010.

Langford, R., Bonell, C. P., Jones, H. E., Pouliou, T., Murphy, S. M., Waters, E., Komro, K. A., Gibbs, L. F., Magnus, D., and Campbell, R. (2014). "The WHO Health Promoting School framework for improving the health and well-being of students and their academic achievement". *Cochrane Database of Systematic Reviews*, Vol. 4, Art. No. CD008958.

Last, J. M. (Ed.) (1985). "Proceedings of a Working Conference on Healthy Public Policy". *Canadian Journal of Public Health*, Vol. 76, Supp. 1, pp. 1–104.

Lee, A. (2002). "Helping schools to promote healthy educational environments as new initiatives for school-based management: The Hong Kong Healthy Schools Award scheme". *Promotion and Education*, Vol. 9, Supp. 1, pp. 29–32.

Lee, A. (2004a). *Bringing Healthy Cities to Greater Heights through the SPIRIT Framework to Strengthen Networking*. Alliance for Healthy Cities Conference and Inaugural General Assembly, Plenary Presentation, 12–14 October 2004, Kuching, Malaysia.

Lee, A. (2004b). "An analysis of the main factors generating educational changes in Hong Kong to implement the concept of Health Promoting Schools and how the schools responding to the changes". *Promotion and Education*, Vol. 11, Issue 2, pp. 79–84.

Lee, A. (2008). *Report on WHO Consultancy to Lao P.D.R under Agreement of Performance of Work to Provide Consultancy Support to ProLead Team to Build Capacity and Sustain the Momentum for Stronger Health Promotion Policies and Programmes*. Hong Kong: Centre for Health Education and Health Promotion, The Chinese University of Hong Kong.

Lee, A. (2009a). *Healthy City as Ecological Model for Health Improvement and Strengthening Social Capital: Hong Kong Healthy City Projects*. Seongbuk International Conference on Healthy Cities [Conference paper]. Korea, 26–27 August 2009.

Lee, A. (2009b). "Hong Kong: Health promoting school". In: Aldinger, C., and Whitman, C. V. (Eds.), *Case Studies in Global School Health Promotion: From Research to Practice* (pp. 297–314). New York: Springer.

Lee, A. (2009c). *Enhancing Community Resilience within Municipal Setting, to Influenza Pandemic Preparedness and Response, by Empowering Communities to Mitigate the Impact of a Pandemic*. Geneva: WHO.

Lee, A. (2009d). "Health promoting schools: Evidence for a holistic approach in promoting health and improvement of health literacy". *Applied Health Economics and Health Policy*, Vol. 7, Issue 1, pp. 11–17.

Lee, A. (2010a). *Process of Evaluation of Healthy City*. Mayors' meeting of Fourth Global Conference of Alliance for Healthy City, Gangnam-gu, Seoul, Korea, 27–29 October 2010.

Lee, A. (2010b). *Evidence-based Healthy City*. Fourth Global Conference of Alliance for Healthy City, Gangnam-gu, Seoul, Korea, 27–29 October 2010.

Lee, A. (2010c). "Trends in Hong Kong and Macao and other Chinese communities". In: O'Dea, J. A., and Eriksen, M. (Eds.), *Childhood Obesity Prevention: International Research, Controversies, and Intervention* (pp. 117–131). New York: Oxford University Press.

Lee, A. (2011a). "Social capital and health". In: Ng, S. H., Cheung, S. Y. L., and Prakash, B. (Eds.), *Social Capital in Hong Kong — Connectivities and Social Enterprise* (Chapter 6). Hong Kong: City University Press.

Lee, A. (2011b). *Manual for School Health Professionals*. Macao SAR: Department of Education and Youth Affairs, Macao SAR Government.

Lee, A. (2014) *Introduction of Workplace Wellness and Its Benefit*. Healthful Company Seminar. 2

December 2014, Hong Kong.

Lee, A. (2015). *Effective Integration with School System: Health Promotion School as Alternate Model of Schooling*. Health and Social Programs within Education Systems: A Global Dialogue/ European Discussion. Organised by International School Heath Network, Education Division of UNESCO, Association for Supervision and Curriculum Development (ASCD), Paris, 31 May–2 June 2015.

Lee, A. (2017). *School Health against Triple Burden of Diseases, Part 2: Non- Communicable Disease*. Centre for Health Education and Health Promotion, Hong Kong. Available at: www.cuhk.edu. hk/med/hep/hchsc/School_Health_part2.pdf.

Lee, A. (2018a). *Enhancing Sustainable Development Goals and Health Equity via Healthy Setting Approach*. Invited Plenary Lecture, Global Conference of Alliance for Health Cities organized by Ministry of Health, Sarawak and Kuching City, Malaysia, 17–20 October.

Lee, A. (2018b). *What Do We Know about Prevention and Health Education?* Kick-off Meeting: Contributing to the UN strategy, Building a Global UNITWIN Network. Organised by UNESCO, Clermont-Auvergne University, the Inter-ministerial Mission for Combating Drugs and Addictive Behaviours, the International Union for Health Promotion and Education, the French League against Cancer and Prev 3.0. UNESCO Headquarter, Paris, 26–27 February 2018. Available at: www.cuhk.edu. hk/med/hep/hchsc/UNESCO.pdf.

Lee, A. (2018c). *Well-being and Mental Health with Business/Social Development Opportunities*. Youth Dialogue: Youth Livelihoods and Wellness through South- South. Hong Kong: Government of Hong Kong (Cyberport), UNOSSC, and UNESCO Hong Kong Association, 29 March 2018.

Lee, A. (2019a). *Evaluation of Korean Healthy Cites: SPIRIT Framework Checklist*. International Forum on Healthy Cities, Gangdong-Su, Korea, 25–26 September 2019.

Lee, A (2019b). "Editorial: Family physician and district health system". *The Hong Kong Practitioner*, Vol. 41, No. 3. Available at: www.hkcfp.org.hk/Upload/HK_Practitioner/2019/ hkp2019vol41Sep/editorial.html.

Lee, A. (2019c). *Health Promoting School and School Effectiveness*. Centre for Health Education and Health Promotion, The Chinese University of Hong Kong. Available at: www.cuhk.edu.hk/ med/hep/hchsc/HPS%20&%20School%20Effectivenes.pdf, accessed 22 November 2019.

Lee, A. (2019d) *Managing Human Resources: Promoting Staff Well-being and Enhancing Productivity.*

South-South Entrepreneurship Academy Conference: Building Global Citizenship and Harnessing Entrepreneurial Skills and Mindset through South- South Cooperation, "Technology, Financial Innovation and Entrepreneurship". Organised by the United Nation Office of South-South Co-operation (UNOSSC) and the Centre for Business/Social Sustainability and Innovations (BSSI), School of Business, Gratia Christian College. 3–4 April 2019, Hong Kong.

Lee, A. (2019e). *Setting Approach for Effective Prevention and Heath Promotion.* Centre for Health Education and Health Promotion, Hong Kong, The Chinese University of Hong Kong. Available at: www.cuhk.edu.hk/med/hep/hchsc/Setting_approach_ prevention.pdf, last accessed 22 November 2019.

Lee, A. (2020). *Rights to Health: What Type(s) of Health Care?* 60th Annual Health Law and Legal Medicine: The Old, the New, and the Now in conjunction with the 13th Annual Ethical and Legal Aspects of Dentistry Conference, Scottsdale, Arizona, USA, 20–23 February 2020.

Lee, A., and Cheung, M. B. (2017). "School as setting to create a healthy learning environment for teaching and learning using the model of Health Promoting School to foster school-health partnership". *Journal of Professional Capital and Community*, Vol. 2, Issue 4, pp. 200–214.

Lee, A., and Chuh, A. A. T. (2010). "Facing the threat of influenza pandemic: Roles of and implications to general practitioners". *BMC Public Health*, Vol. 10, Art. No. 661.

Lee, A., and de Leeuw, E. (2009). *Municipal Approaches to Community Response and Resilience in the Face of Pandemic Influenza A H1N1.* "Strengthening Community Responses to Pandemics: A Settings Approach", 26 October 2009. Seventh Global Conference on Health Promotion, Nairobi, 26–30 October 2009.

Lee, A., and Gibbs, S. E. (2013). "Neurobiology of food addiction and adolescent obesity prevention in low and middle-income countries". *Journal of Adolescent Health*, Vol. 52, Issue 2, Supp. 2, pp. S39–S42.

Lee, A., and Keung, V. M. W. (2012). "Epidemics of childhood obesity among Chinese children and effectiveness of school-based interventions". *Health Education Monograph Series*, Vol. 29, Issue 1, pp. 37–46.

Lee, A., and Poon, P. K. K. (2020). "District health systems and capacity building". In: Fong, B. Y. F., Law, V. T. S., and Lee, A. (Eds.), *Primary Care Revisited: Interdisciplinary Perspectives for a New Era* (pp. 369–381). Singapore: Springer.

Lee, A., and Wei, R. (2018). *District-level Primary Care in Hong Kong: 'Current Practice and Future Development' in Kwai Tsing.* Community Health Care Conference Organised by Caritas Institute of Higher Education and Open University of Hong Kong, Hong Kong.

Lee, A., Chan, K., Wun, Y. T., Ma, P. L., Li, L., and Siu, P. C. (1995). "A morbidity survey in Hong Kong 1994". *Hong Kong Practitioner*, Vol. 17, Issue 6, pp. 246–255.

Lee, A., Tsang, K. K., Lee, S. H., and To, C. Y. (2000). "'Healthy Schools Program' in Hong Kong: Enhancing positive health behavior for school children and teachers". *Special Joint Issue of Education for Health, and Annals of Behavior Science and Medical Education*, Vol. 13, Issue 3, pp. 399–403.

Lee, A., Cheng, F. F. K., Yuen, H., Ho, M., and Healthy Schools Support Group. (2003a). "How would schools step up public health measure to control spread of SARS?" *Journal of Epidemiology and Community Health*, Vol. 57, Issue 12, pp. 945–949.

Lee, A., Tsang, C., Lee, S. H., and To, C. (2003b). "A comprehensive 'Healthy Schools Programme' to promote school health: The Hong Kong experience in joining the efforts of health and education". *Journal of Epidemiology and Community Health*, Vol. 57, Issue 3, pp. 174–177.

Lee, A., Tsang, C. K. K., and Healthy School Research Support Group. (2004a). "Youth risk behaviour in a Chinese population: A territory-wide youth risk behavioural surveillance in Hong Kong". *Public Health*, Vol. 118, Issue 2, pp. 88–95.

Lee, A., Chow, C. B., Cheng, F. (2004b). *Kwai Tsing Safe and Healthy City: Community Diagnosis.* Centre for Health Education and Health Promotion, The Chinese University of Hong Kong and Kwai Tsing District Council. Available at: www.cuhk.edu.hk/med/hep/research/pdf/reports/Kwai%20Tsing%202004.pdf (in Chinese).

Lee, A., Cheng, F. F. K., St Leger, L. (2005a). "Evaluating health promoting schools in Hong Kong: The development of a framework". *Health Promotion International*, Vol. 20, Issue 2, pp. 177–186.

Lee, A., St Leger, L., and Moon, A. M. (2005b). "Evaluating health promotion in schools meeting the needs for education and health professionals: A case study of developing appropriate indicators and data collection methods in Hong Kong". *Promotion and Education*, Vol. 20, Issue 2, pp. 177–186.

Lee, A., Cheng, F., Fung, Y., St Leger, L. (2006). "Can Health Promoting Schools contribute to the better health and well-being of young people: Hong Kong experience?" *Journal of Epidemiology and Community Health*, Vol. 60, Issue 6, pp. 530–536.

Lee, A., Kiyu, A., Milman, H. M., and Jimenez, J. (2007a). "Improving health and building human capital through an effective primary care system". *Journal of Urban Health*, Vol. 84, Supp. 1, pp. 75–85.

Lee, A., Cheng, F., St Leger, L., and Hong Kong Healthy School Team. (2007b). "The status of Health Promoting Schools in Hong Kong and implications for further development". *Health Promotion International*, Vol. 22, Issue 4, pp. 316–326.

Lee, A., Cheng, F., Yuen, H., Ho, M., Lo, A., and Leung, T. (2007c). "Achieving good standards in health promoting schools: Preliminary analysis one-year after the implementation of the Hong Kong Healthy Schools Award scheme". *Public Health*, Vol. 121, Issue 10, pp. 752–760.

Lee, A., St Leger, L., Cheng, F. F. K., and Hong Kong Healthy School Team. (2007d). "The status of health-promoting schools in Hong Kong and implications for further development". *Health Promotion International*, Vol. 22, Issue 4, pp. 316–326.

Lee, A., Fu, H., and Ji, C. Y. (2007e). "Health promotion activities in China from the Ottawa Charter to the Bangkok Charter: Revolution to evolution". *Promotion and Education*, Vol. XIV, Issue 4, pp. 219–223.

Lee, A., Wong, M. C. S., Keung, V. M. W., Yuen, H. S. K., Cheng, F. F. K., and Mok, J. S. Y. (2008). "Can the concept of Health Promoting Schools help to improve students' health knowledge and practices to combat the challenge of communicable diseases: Case study in Hong Kong?" *BMC Public Health*, Vol. 8, Art. No. 42. Available at: https://doi.org/10.1186/1471-2458-8-42.

Lee, A., Ho, M., and Keung, V. M. W. (2010a). "Healthy school as an ecological model for prevention of childhood obesity". *Research in Sports Medicine*, Vol. 18, Issue 1, pp. 49–61.

Lee, A., Siu, C. F., Leung, K. T., Lau, L. C., Chan, C. C., and Wong, K. K. (2010b). "General practice and social service partnership for better clinical outcomes, patient self-efficacy and lifestyle behaviours of diabetic care: Randomised control trial of a chronic care model". *Postgraduate Medical Journal*, Vol. 87, Issue 1032, pp. 688–693.

Lee, A., Ho, M., and Keung, V. M. W. (2011). "Global epidemics of childhood obesity is hitting a quiet corner in Asia: Case study in Macao". *International Journal of Paediatric Obesity*, Vol. 6, Supp. 3, pp. e252–e256.

Lee, A., Keung, V. M. W., Lo, A. S. C., Kwong, A. C. M., and Armstrong, E. S. (2014a). "Framework for evaluating efficacy in Health Promoting Schools". *Health Education*, Vol. 114, Issue 3, pp. 225–242.

Lee, A., Ho, M., Kwong, A., and Keung, A. (2014b). "Childhood obesity management shifting from health care system to school system: Intervention study of school-based weight management programme". *BMC Public Health*, Vol. 14, No. 1128.

Lee, A., Ho, M., Keung, V. M. W., and Kwong, A. C. M. (2014c). "Childhood obesity management shifting from health care system to school system: Intervention study of school-based weight management programme". *BMC Public Health*, Vol. 14, Art. No. 1128.

Lee, A., Chua, H. W., Chan, M., Leung, P. W. L., Wong, J. W. S., and Chuh, A. A. T. (2015a). "Health disparity still exists in an economically well- developed society in Asia". *PLoS One*, Vol. 10, No. 6, e0130424.

Lee, A., Keung, M. W., Tam, W., and Ho, K. (2015b). *Assessment of Dietary Patten and Nutritional Status in Macao School Children*. Hong Kong: Centre for Health Education and Health Promotion, Jockey Club School of Public Health and Primary Care, The Chinese University of Hong Kong.

Lee, A., Keung, V., Lo, A., and Kwong, A. (2016). "Healthy school environment to tackle youth mental health crisis". *Hong Kong Journal of Paediatrics*, Vol. 21, Issue 2, pp. 134–135.

Lee, A., Cheung, C. K. M., Lo, K., Keung, V. M. W., Mui, L. W. H., and Tam, W. W. S. (2017). "Studying impact of nutrition on growth (SING): A prospective cohort for comparing the health outcomes of young children with the dietary quality score". *BMJ Open*, Vol. 7, Issue 11, e018380.

Lee, A., St Leger, L. H., Ling, K. W. K., Keung, V. M. W., Lo, A. S. C., Kwong, A. C. M., Ma, H. P. S., and Armstrong, E. S. (2018a). "The Hong Kong Healthy Schools Award scheme, school health and student health: An exploratory study". *Health Education Journal*, Vol. 77, Issue 8, pp. 857–871.

Lee, A., Chan, C. H. Y., and Tse, H. H. Y. (2018b). *"Healthy Plan-Net": Advancing Health Literacy to Meet Health Education Needs* [online]. Available at: www.cuhk. edu.hk/med/hep/hchsc/ Healthy%20Plan-Net.pdf.

Lee, A., Lo, A. S. C., Keung, M. W., Kwong, C. M., Wong, K. K. (2019). "Effective health promoting school for better health of children and adolescents: Indicators for success". *BMC Public Health*, Vol. 19, Art. No. 1088. Available at: https://doi. org/10.1186/s12889-019-7425-6.

Leyden, K. M. (2003). "Social capital and the built environment: The importance of walkable neighborhoods". *American Journal of Public Health*, Vol. 93, No. 9, pp. 1546–1551.

Lieu, C., Janssen, W. J., Saint, S., and Dhaliwal, G. (2009). "The tip of iceberg". *Journal of Hospital Medicine*, Vol. 16, Issue 4, pp. 317–320.

Lineback, N., and Lineback Gritzner, M. (2014). "Geography in the news: The growth of megacities". *National Geographic*, 17 February 2014.

Lo, Y. Y. C., Lam, C. L. K., Lam, T. P., Lee, A., Lee, R., Chiu, B., Tang, J., Chiu, B., Chao, D., Lam, A., and Chan, K. (2010). "Hong Kong primary care morbidity survey 2007–08". *Hong Kong Practitioner*, Vol. 32, Issue 1, pp. 17–26.

Lock, K., and Hillier, R. (2010). "The prevention of childhood obesity in primary care settings: Evidence and practice". In: Waters, E., Swinburn, B. A., Seidell, J. C., and Uauy, R. (Eds.), *Preventing Childhood Obesity: Evidence, Policy and Practice* (pp. 94–104). Oxford, UK: Wiley-Blackwell.

Lopez, A. D., Shibuya, K., Rao, C., Mathers, C. D., Hansell, A. L., Held, L. S., Schmid, V., and Buist, S. (2006). "Chronic obstructive pulmonary disease: Current burden and future projections". *European Respiratory Journal*, Vol. 27, Issue 2, pp. 397–412.

Lorig, K. (2003). "Self-management education: More than a nice extra". *Medical Care*, Vol. 41, Issue 6, pp. 699–701.

Mackay, S. (2011). "Legislative solutions to unhealthy eating and obesity in Australia". *Public Health*, Vol. 125, Issue 12, pp. 896–904.

Macintyre, S., and Ellaway, A. (2003). "Neighbourhoods and health: An overview". In: Kawachi, I., and Berkman, B. (Eds.), *Neighbourhoods and Health* (pp. 21–42). Oxford: Oxford University Press.

Macnab, A. J., Gagnon, F. A., and Stewart, D. (2014a). "Health promoting schools: Consensus, strategies, and potential". *Health Education*, Vol. 114, Issue 3, pp. 170–185.

Macnab, A. J., Stewart, D., and Gagnon, F. A. (2014b). "Health promoting schools: Initiatives in Africa". *Health education*, Vol. 114, No. 4, pp. 246–259.

Magnusson, R. S. (2008a). "What's law got to do with it? Part 1: A framework for obesity prevention". *Australia and New Zealand Health Policy*, Vol. 5, Art. No. 10.

Magnusson, R. S. (2008b). "What's law got to do with it? Part II: Legal strategies for healthier nutrition and obesity prevention". *Australia and New Zealand Health Policy*, Vol. 5, Art. No. 11.

Magnusson, R. S., Gostin, I. O., and Studdert, D. M. (2011). "Can law improve prevention and treatment of cancer?" *Public Health*, Vol. 125, Issue 12, pp. 813–820.

Mamudu, H. M., Hammond, R., and Glantz, S. A. (2011). "International trade versus public health during the FCTC negotiations, 1999-2003". *Tobacco Control*, Vol. 20, e3.

Marmot, M., and Bell, R. (2012). "Fair society, healthy lives". *Public Health*, Vol. 126, Supp. 1, pp. S4–10.

Marmot, M., Friel, S., Bell, R., Houweling, T. A., Taylor, S., and Commission on Social Determinants of Health. (2008). "Closing the gap in a generation: Health equity through action on the social determinants of health". *Lancet,* Vol. 372, Issue 9650, pp. 1661–1669.

Marmot, M., Goldblatt, P., and Allen, J. (2010). *Fair Society, Healthy Lives: The Marmot Review* [online]. Institute of Health Equity website. Available at: www.instituteofhealthequity.org/resources-reports/fair-society-healthy-lives-the- marmot-review.

McCallum, Z., Wake, M., Gerner, B., Baur, L. A., Gibbons, K., Gold, L., Gunn, J., Harris, C., Naughton, G., Riess, C., Sanci, L., Sheehan, J., Ukoumunne, O. C., and Waters, E. (2007). "Outcome data from the LEAP (Live, Eat and Play) trial: A randomised controlled trial of a primary care intervention for childhood overweight/ mild obesity". *International Journal of Obesity*, Vol. 31, Issue 4, pp. 630–636.

McKeown, T., and Lowe, C. R. (1974). *An Introduction to Social Medicine* (2nd edition). London: Blackwell Scientific Publications.

McKee, M., Haines, A., Ebrahim, S., Lamptey, P., Barreto, M. L., Matheson, D., Walls, H. L., Foliaki, S., Miranda, J. J., Chimeddamba, O., Garcia-Marcos, L., Vineis, P., and Pearce, N. (2014). "Towards a comprehensive global approach to prevention and control of NCDs". *Globalisation and Health*, Vol. 10, Art. No. 74.

McLafferty, S., and Grady, S. (2005). "Immigration and geographic access to prenatal clinics in Brooklyn, NY: A geographic information system analysis". *American Journal of Public Health*, Vol. 95, No. 4, pp. 638–640.

Mendez, M. A., and Popkin, B. M. (2004). "Globalisation, urbanisation and nutritional change in the developing world". *Electronic Journal of Agricultural and Development Economics*, Vol. 1, Issue 2, pp. 220–241.

Mercer, S. W., and Tessier, S. (2001). "A qualitative study of general practitioners' and practice nurses' attitudes to obesity management in primary care". *Health Bulletin*, Vol. 59, Issue 4, pp.

248–253.

Micha, R., Khtibzadeh, S., Shi, P., Fahimi, S., Lim, S., Andrews, K. G., Engell, R. E., Powles, J., Ezzati, M., Mozaffarian, D., and the Global Burden of Diseases Nutrition and Chronic Diseases Expert Group (NutriCoDE). (2014). Global, regional, and national consumption levels of dietary fats and oils in 1990 and 2010: A systematic analysis including 266 country-specific nutrition surveys. *BMJ*, Vol. 348, p. g2272.

Mitchell, G. (2000). "Indicators as tools to guide progress on the sustainable development pathway". In: Lawrence, R. J. (Ed.), *Sustainable Human Settlement: A Challenge for the New Millennium* (pp. 55–104). North Shields, England: Urban International Press.

Monasta, L., Batty, G. D., Cattaneo, A., Lutje, V., Ronfani, L., Van Lenthe, F. J., and Brug, J. (2010). "Early-life determinants of overweight and obesity: A review of systematic reviews". *Obesity Reviews*, Vol. 11, Issue 10, pp. 695–708.

Montano, D., Hoven, H., and Siegrist, J. (2014). "Effects of organisational-level interventions at work on employees' health: A systematic review". *BMC Public Health,* Vol. 14, Art. No. 135.

Moon, A. M., Mullee, M. A., Rogers, L., Thompson, R. L., Speller, V., and Roderick, P. (1999a). "Health-related research and evaluation in schools". *Health Education*, Vol. 1, pp. 27–34.

Moon, A. M., Mullee, M. A., Rogers, L., Thompson, R. L., Speller, V., and Roderick, P. (1999b). "Helping schools to become health-promoting environments: An evaluation of the Wessex Healthy Schools Award". *Health Promotion International*, Vol. 14, Issue 2, pp. 111–122.

Moon, J. Y., Nam, E. W., and Dhakal, S. (2014). "Empowerment for healthy cities and communities in Korea". *Journal of Urban Health*, Vol. 91, No. 5, pp. 886–893.

Moy, F., Sallam, A. A. B., and Wong, M. (2006). "The results of a worksite health promotion programme in Kuala Lumpur, Malaysia". *Health Promotion International*, Vol. 21, Issue 4, pp. 301–310.

Moynihan, S., Jourdan, D., and McNamara, P. M. (2016). "An examination of health promoting schools in Ireland". *Health Education*, Vol. 116, Issue 1, pp. 16–33.

Muijs, D., and Reynolds, D. (2001). *Effective Teaching: Evidence and Practice.* London: Paul Chapman Publishing.

Nakamura, K. (2003). "Indicators for Healthy Cities: Tools for evidence-based urban policy formation". In: Takano, T. (Ed.), *Healthy Cities and Urban Policy Research* (pp. 76–103). London: Routledge.

Nam, E. W., and Engelhardt, K. (2007). "Health promotion capacity mapping: The
Korean situation". *Health Promotion International*, Vol. 22, Issue 2, pp. 155–162.

Nam, E. W., Moon, J., and Lee, A. (2010). "Evaluation of Healthy City Project using SPIRIT
checklist: Wonju City case". *Korean Journal of Health Education and Promotion*, Vol. 27, No. 5,
pp. 15–25.

Nam, E. W., de Leeuw, E., Moon, J. Y., Ikeda, N., Dorjsuren, B., and Park, M. B. (2011). "Sustainable
funding of health initiatives in Wonju, Republic of Korea via a tobacco consumption tax".
Health Promotion International, Vol. 26, Issue 4, pp. 457–464.

National Health Services [NHS] Providers. (2017). *Providers Voices — Public Health: Everyone's
Business?* London, UK: Foundation Trust Network. Available at: https://nhsproviders.org/
provider-voices-public-health.

National Institute of Health [NIH]. (2021) *National Institute on Alcohol Abuse and Alcoholism:
Alcohol's Effects on Health.* Available at: www.niaaa.nih.gov/alcohols- effects-health, accessed
13 April 2021.

National Institute for Health and Clinical Excellence [NICE]. (2006). *CG43 Obesity: Full Guideline,
Section 5a-Management of Obesity in Clinical Settings (Children): Evidence Statements and
Reviews.* London: NICE.

Naylor, C., and Buck, D. (2018). *The Role of Cities in Improving Health: International Insights.*
London, UK: The King's Funds.

Niessen, L. W., Mohan, D., Akuoku, J. K., Mirelman, A. J., Ahmed, S., Koehlmoos, T. P., Trujillo,
A., Khan, J., and Peters, D. H. (2018). "Tackling socioeconomic inequalities and non-
communicable diseases in low-income and middle-income countries under the Sustainable
Development agenda". *Lancet*, Vol. 391, Issue 10134, pp. 2036–2046.

Norheim, O. F., Jha, P., Admasu, K., Godal, T., Hum, R. J., Kruk, M. E., Gómez- Dantés, O., Mathers,
C. D., Pan, H., Sepúlveda, J., and Suraweera, W. (2015) "Avoiding 40% of the premature
deaths in each country, 2010–30: Review of national mortality trends to help quantify the UN
Sustainable Development Goal for health". *Lancet*, Vol. 385, Issue 9964, pp. 239–252.

Norris, S. L., Engelgau, M. M., and Narayan, K. M. (2001). "Effectiveness of self- management
training in type two diabetes: A systematic review of randomised controlled trials". *Diabetes
Care*, Vol. 24, Issue 3, pp. 561–587.

Nutbeam, D. (1996). "Health outcomes and health promotion-defining success in health promotion". *Health Promotion Journal of Australia*, Vol. 6, Issue 2, pp. 58–60.

Nutbeam, D. (2000). "Health literacy as a public health goal: A challenge for contemporary health education and communication strategies into the 21st century". *Health Promotion International*, Vol. 15, Issue 3, pp. 259–267.

Nutbeam, D. (2008). "The evolving concept of health literacy". *Social Science and Medicine*, Vol. 67, Issue 12, pp. 2072–2078.

Nutbeam, D., Smith, C., Murphy, S. and Catford, J. (1993). "Maintaining evaluation designs in long-term community-based health promotion programmes: Heartbeat Waltes case study". *Journal of Epidemiology and Community Health*, Vol. 47, Issue 2, pp. 127–133.

Ogawa, H. (2002). "Healthy cities programme in the Western Pacific Region". *Promotion and Education*, Supp. 1, pp. 10–12.

Ompad, D. C., Galea, S., Caiaffa, W. T., and Vlahov, D. (2007). "Social determinants of the health of urban populations: methodologic considerations". *Journal of Urban Health*, Vol. 84, Supp. 1, pp. i42–i53.

O'Neill, O. (2005). "The dark side of human rights". *International Affairs*, Vol. 81, Issue 2, pp. 427–439.

O'Neill, M., and Simard, P. (2006). "Choosing indicators to evaluate Healthy Cities projects: A political task?" *Health Promotion International*, Vol. 21, Issue 2, pp. 145–152.

Pacione, M. (2003). "Urban environmental quality and human well-being: A social geographic perspectives". *Landscape and Urban Planning*, Vol. 65, Issue 1–2, pp. 19–30.

Panter, J. R., and Jones, A. (2010). "Attitudes and environment as determinants of active travel in adults: what do and don't we know?" *Journal of Physical Activity and Health*, Vol. 7, Issue 4, pp. 551–561.

Paton, K., Sengupta, S., and Hassan, L. (2005). "Setting, systems and organisation development: The Healthy Living and Working Model". *Health Promotion International*, Vol. 20, Issue 1, pp. 81–89.

Patrick, K., Calfas, K. J., Norman, G. J., Zabinski, M. F., Sallis, J. F., Rupp, J., Covin, J., and Cella, J. (2006). "Randomised control trial of a primary care and home-based intervention for physical activity and nutrition behaviours: PACE+ for adolescents". *Archives of Pediatrics and Adolescent Medicine*, Vol. 160, Issue 2, pp. 128–136.

Patterson, R., McNamara, E., Tainio, M., de Sá, T. H., Smith, A. D., Sharp, S. J., Edwards, P.,

Woodcock, J., Brage, S., and Wijndaele, K. (2018). "Sedentary behaviour and risk of all-cause, cardiovascular and cancer mortality, and incident type 2 diabetes: A systematic review and dose response meta-analysis". *European Journal of Epidemiology*, Vol. 33, No. 9, pp. 811–829.

Patton, G., Bond, L., Carlin, J. B., Thomas, L., Butler, H., Glover, S., Catalano, R., and Bowes, G. (2006). "Promoting social inclusion in schools: A group-randomised trial of effects on student health risk behaviour and well-being". *American Journal of Public Health*, Vol. 96, Issue 9, pp. 1582–1587.

Pawson, R., and Tilley, N. (1997). *Realistic Evaluation*. Thousand Oaks, CA: SAGE Publications.

Pelikan, J. M., Dietscher, C., Röthlin, F., and Schmied, H. (2010). *Hospitals as Organisational Settings for Health and Health Promotion*. Vienna, Ludwig Boltzmann Institute for Health Promotion Research, Working Paper 5.

Pelletier, K. R. (2001). "A review and analysis of the clinical- and cost-effectiveness studies of comprehensive health promotion and disease management programs at the worksite: 1998–2000 update". *American Journal of Health Promotion*, Vol. 16, Issue 2, pp. 107–116.

Poland, B. D., Green, L. W., and Rootman, I. (2000). "Reflections on settings for health promotion". In: Poland, B. D., Green, L. W., and Rootman, I. (Eds.), *Settings for Health Promotion: Linking Theory and Practice* (pp. 341–351). Thousand Oaks, CA: SAGE Publications.

Polit, K. M. (2005). "The effects of inequality and relative marginality on the well-being of low caste people in central Uttaranchal". *Anthropology and Medicine,* Vol. 12, Issue 3, pp. 225–237.

Potenza, M. N. (2013). "Biological contributions to addictions in adolescents and adults: Prevention, treatment, and policy implication". *Journal of Adolescent Health*, Vol. 52, Issue 2, Supp. 2, pp. S22–S32.

Protheroe, J., Woolf, M. S., and Lee, A. (2011). "Health literacy and health outcomes". In: Begoray, D. L., Gillis, D., and Rowlands, G. (Eds.), *Health Literacy in Context: International Perspectives* (Chapter 4). New York: Nova Science Publishers.

Radio Television Hong Kong [RTHK]. (2016). *Voluntary Health Insurance Not Solving the Root of the Problem for Healthcare Delivery System*. Family Letter to Hong Kong on Voluntary Health Insurance, 10 December 2016 [online]. Available at: http://app3.rthk.hk/special/pau/article.php?aid=2166.

Reubi, D. (2011). "The promise of human rights for global health: A programmed deception? A commentary on Schrecker, Chapman, Labonté and De Vogli (2010), 'Advancing health equity in the global market place: How human rights can help' ". *Social Science and Medicine*, Vol. 73, Issue 5, pp. 625–628.

Reilly, J. J., and Kelly, J. (2011). "Long-term impact of overweight and obesity in childhood and adolescence on morbidity and premature mortality in adulthood: Systematic review". *International Journal of Obesity*, Vol. 35, Issue 7, pp. 891–898.

Richardson, B. W. (1876). *Hygeia: A City of Health.* London: Macmillan and Co.

Rogers, E. M. (1995). *Diffusion of Innovations* (4th edition). New York: The Free Press.

Roof, K., and Oleru, N. (2008) "Public health: Seattle and King County's push for the built environment". *Journal of Environmental Health*, Vol. 71, No. 1, pp. 24–27.

Room, R., Schmidt, L., Rehm, J., and Mäkelä, P., (2008). "International regulation of alcohol". *BMJ*, Vol. 337, p. a2364.

Rydin, Y., Bleahu, A., Davies, M., Dávila, J. D., Friel, S., De Grandis, G., Groce, N., Hallal, P. C., Hamilton, I., Howden-Chapman, P., Lai, K. M., Lim, C. J., Martins, J., Osrin, D., Ridley, I., Scott, I., Taylor, M., Wilkinson, P., and Wilson, J. (2012). "Shaping cities for health: Complexity and the planning of urban environments in the 21st century". *Lancet*, Vol. 379, No. 9831, pp. 2079–2108.

Sassi, F., Belloni, A., Mirelman, A. J., Suhrcke, M., Thomas, A., Salti, N., Vellakkal, S., Visaruthvong, C., Popkin, B. M., and Nugent, R. (2018). "Equity impacts of price policies to promote healthy behaviours". *Lancet*, Vol. 391, Issue 10134, pp. 2059–2070.

Schmidt, H., Gostin, L. O., and Emanuel, E. J. (2015). "Public health, universal health coverage and sustainable development goals: Can they co-exist?" *Lancet*, Vol. 386, Issue 9996, pp. 928–930.

Schrecker, T., Chapman, A. R., Labonté, R., and de Vogli, R. (2010). "Advancing equity on the global marketplace: How human rights can help". *Social Science and Medicine*, Vol. 71, Issue 8, pp. 1520–1526.

Scottish Government. (2011). *Health of Scotland's Population — Obesity* [online]. Available at: www.webarchive.org.uk/wayback/archive/20150218140148/http://www. gov.scot/Topics/ Statistics/Browse/Health/TrendObesity.

Sidebotham, P. (2017). "Fatal child maltreatment". In: Dixon, L., Perkins, D. F., Hamilton-Giachritsis, C., and Craig, L. A. (Eds.), *Wiley Handbook of What Works in Child Maltreatment: An Evidence-based Approach to Assessment and Intervention in Child Protection* (pp. 48–70). Hoboken, NJ: Wiley-Blackwell.

Sirgy, M. J., Rahtz, D. R., Cicic, M., and Underwood, R. (2000). "A method for assessing residents' satisfaction with community-based services: A quality-of-life perspective". *Social Indicators Research*, Vol. 49, No. 3, pp. 279–316.

Siu, D., Lee, A., Chen, R., Chu, L., and Fung, Y. (2004). *Community Diagnosis on a Local District of Hong Kong: Future Direction for Local Government in Creating a Healthy Living Environment.* The 18th World Conference on Health Promotion and Health Education, International Union for Health Promotion and Education, Melbourne, Australia, 26–30 April 2004.

Smedley, B. D., and Syme, S. L. (2000). *Promoting Health Intervention Strategies from Social and Behavioural Research, Committee on Capitalising on Social Science and Behavioural Research to Improve the Public's Health.* Washington, DC: National Academies Press.

Snow, J. (1849). *On the Mode of Communication of Cholera.* London: John Churchill.

Sørensen, K., Van den Broucke, S., Fullam, J., Doyle, G., Pelikan, J., Slonska, Z., Brand., H., and (HLS-EU) Consortium Health Literacy Project European. (2012). "Health literacy and public health: A systematic review and integration of definitions and models". *BMC Public Health*, Vol. 12, Art. No. 80.

Spear, L. P. (2013). "Adolescent neurodevelopment". *Journal of Adolescent Health*, Vol. 52, Issue 2, Supp. 2, pp. S7–S13.

Stewart, W. F., Ricci, J. A., Chee, E., Morganstein, D., and Lipton, R. (2003). "Lost productive time and cost due to common pain conditions in the US workforce". *Journal of the American Medical Association*, Vol. 290, Issue 18, pp. 2443–2454.

St Leger, L. (2001). "Schools, health literacy and public health: Possibilities and challenges". *Health Promotion International*, Vol. 16, Issue 2, pp. 197–205.

St Leger, L. H. (2005). "Protocols and guidelines for health promoting schools". *Promotion and Education*, Vol. 12, Issue 3-4, pp. 145–147.

St Leger, L. H., and Nutbeam, D. (2000a). "Research in health promoting schools". *Journal of School Health*, Vol. 70, Issue 6, pp. 257–259.

St Leger, L., and Nutbeam, D. (2000b). "A model for mapping linkages between health and education agencies to improve school health". *Journal of School Health*, Vol. 70, Issue 2, pp. 45–50.

St Leger, L., and Young, I. M. (2009). "Creating the document 'Promoting Health in Schools: From Evidence to Action' ". *Global Health Promotion*, Vol. 16, Issue 4, pp. 69–71.

St Leger, L., Kolbe, L., Lee, A., McCall, D. S., and Young, I. M. (2007). "School health: Achievements, challenges and priorities". In: McQueen, D. V., and Jones, C. M. (Eds.), *Global Perspective on Health Promotion Effectiveness* (pp. 107–124). New York: Springer.

St Leger, L. H., Young, I., Blanchard, C., Perry, M. (2010). *Promoting Health in Schools: From Evidence to Action*. Paris: International Union for Health Promotion and Education. Available at: https://dashbc.ca/wp-content/uploads/2013/03/Promoting_Health_in_Schools_from_Evidence_to_Action.pdf.

Steckler, A., McLeroy, K. R., Goodman, R. M., Bird, S. T., and McCormick, L. (1992). "Towards integrating qualitative and quantitative methods: An introduction". *Health Education Quarterly*, Vol. 19, Issue 1, pp. 1–8.

Stewart-Brown, S. (2006). *What is the Evidence on School Health Promotion in Improving School Health or Preventing Disease and Specifically What is the Effectiveness of the Health Promoting Schools Approach?* Copenhagen: World Health Organisation.

Stewart-Brown, S., Tennant, A., Tennant, R., Platt, S., Parkinson, J., and Weich, S. (2009). "Internal construct validity of the Warwick-Edinburgh Mental Well-being Scale (WEMWBS): A Rasch analysis using data from the Scottish Health Education Population Survey". *Health and Quality of Life Outcomes*, Vol. 7, Art. No. 15, p. 15.

Stone, L. (2020). "General practice, COVID-19 and living with uncertainty". *Australian Journal of General Practice*, Vol. 49, Supp. 3.

Swinburn, B. A. (2008). "Obesity prevention: The role of policies, laws and regulations". *Australia and New Zealand Health Policy*, Vol. 5, Art. No. 12.

Swinburn, B. A., and de Silva-Sanigorski, A. M. (2010). "Where to from here for preventing childhood obesity: An international perspective". *Obesity (Silver Spring)*, Vol. 8, Supp. 1, pp. S4–S7.

Symons, C. W., Cincelli, B., James, T. C., and Groff, P. (1997). "Bridging student health risks and academic achievement through comprehensive school health programs". *Journal of School Health*, Vol. 67, Issue 6, pp. 220–227.

Takano, T. (2003). "Examples of research activities for Healthy Cities". In: Takano, T. (Ed.), *Healthy Cities and Urban Policy Research* (pp. 172–199). London: Routledge.

Takano, T., Nakamura, K., and Watanabe, M. (2002a). "Urban residential environments and senior citizens' longevity in megacity areas: The importance of walkable green spaces". *Journal of*

Epidemiology and Community Health, Vol. 56, Issue 12, pp. 913–918.

Takano, T., Fu, J., Nakamura, K., Uji, K., Fukuda, Y., Watanabe, M., and Nakajima, H. (2002b). "Age-adjusted mortality and its association to variations in urban conditions in Shanghai". *Health Policy*, Vol. 61, Issue 3, pp. 239–253.

Taras, H. (2005a). "Nutrition and student performance at school". *Journal of School Health*, Vol. 75, Issue 6, pp. 199–213.

Taras, H. (2005b). "Physical activity and student performance at school". *Journal of School Health*, Vol. 75, Issue 6, pp. 214–218.

Taras, H., and Potts-Datema, W. (2005). "Obesity and student performance at school". *Journal of School Health*, Vol. 75, Issue 8, pp. 291–295.

Tasioulas, J., and Vayena, E. (2015). "Getting human rights right in global health policy". *Lancet*, Vol. 385, Issue 9978, pp. e42–e44.

Taylor, M. (2012). *Cities, Health and Well-being: Urban Age Conference Report 16–17 November 2011, Hong Kong*. London: LSE Cities: London School of Economic and Political Science. Available at: https://lsecities.net/wp-content/uploads/2012/06/ Cities-Health-and-Well-being-Conference-Report_June-2012.pdf.

Thompson, S. R., Watson, M. C., and Tilford, S. (2018). "The Ottawa Charter 30 years on: Still an important standard for health promotion". *International Journal of Health Promotion and Education*, Vol. 56, Issue 2, pp. 73–84.

Timperio, A., Salmon, J., and Ball, K. (2004). "Evidence-based strategies to promote physical activity among children, adolescents and young adults: Review and update". *Journal of Science and Medicine in Sport*, Vol. 7, Issue 1, Supp. 1, pp. 20–29.

Tones, K. (1997). "Beyond the randomised controlled trial: A case for 'judicial review' ". *Health Education Research*, Vol. 12, Issue 2, p. 161.

Tones, K. (1998). "Effectiveness in health promotion: Indicators and evidence of success". In: Weston, R., and Scott, D. (Eds.), *Evaluating Health Promotion* (pp. 49–74). Cheltenham: Stanley Thornes.

Tones, K., and Green, J. (2004). *Health Promotion: Planning and Strategies*. London: SAGE Publications.

Tones, K., and Tilford, S. (2001). *Health Education: Effectiveness, Efficiency and Equity* (2nd edition). London: Nelson Thornes.

Topiwala, A., Allan, C. L., Valkanova, V., Zsoldos, E., Filippini, N., Sexton, C., Mahmood, A., Fooks, P., Singh-Manoux, A., Mackay, C. E., Kivimäki, M., and Ebmeier, K. P. (2017). "Moderate alcohol consumption as risk factor for adverse brain outcomes and cognitive decline: Longitudinal cohort study". *BMJ*, Vol. 357, p. j2353.

Tsouros, A. D. (1991). "Review of progress 1987 to 1990". In: *World Health Organization Health Cities Project: A Project Becomes a Movement*. Milan: Sorgress.

Tsouros, A. (1993). *World Health Organisation Healthy Cities Project: A Project Becomes a Movement*. Milan: Sorgress.

Tsouros, A. (2000). "Why urban health cannot be ignored: The way forward". *Reviews on Environmental Health*, Vol. 15, Issue 1–2, pp. 267–271.

Tsouros, A. (2013). "City leadership for health and well-being: Back to the future". *Journal of Urban Health*, Vol. 90, Supp. 1, pp. 4–13.

Tsouros, A. D. (2015). "Twenty-seven years of the WHO European Healthy Cities movement: A sustainable movement for change and innovation at the local level". *Health Promotion International*, Vol. 30, Supp. 1, pp. 3–7.

Tsouros, A., and Draper, R. A. (1993). "The Healthy Cities Project: New developments and research needs". In: Davies, J. K., and Kelly, M. P. (Eds.), *Healthy Cities: Research and Practice* (pp. 25–33). New York: Routledge.

Tulchinsky, T. H., and Varavikova, E. A. (2014). "Preface". In: Tulchinsky, T. H., and Varavikova, E. A. (Eds.) *The New Public Health* (3rd edition) (pp. xxi–xxiii). San Diego, CA: Academic Press.

UN Habitat III. (2016). *A New Urban Agenda. Quito Declaration on Sustainable Cities and Human Settlements for All*. Quito: UN Habitat. Available at: http://habitat3.org/ the-new-urban-agenda/.

United Nations [UN]. (2015). *Transforming Our World: The 2030 Agenda for Sustainable Development* [online]. Available at: https://sustainabledevelopment. un.org/post2015/ transformingourworld/publication.

Vagerö, D. (2007). "Health inequalities across the globe demand new global politics". *Scandinavian Journal of Public Health,* Vol. 35, pp. 113–115.

Van der Horst, K., Kremers, S., Ferreira, I., Singh, A., Oenema, A., and Brug, J. (2007). "Perceived parenting styles and practices and the consumption of sugar-sweetened beverages by adolescents". *Health Education Research*, Vol. 22, Issue 2, pp. 295–304.

Van Kamp, I., Leidelmeijer, K., Marsman, G., and De Hollander, A. (2003). "Urban environmental quality and human well-being — Towards a conceptual framework and demarcation of concepts: A literature study". *Landscape and Urban Planning*, Vol. 65, Issues 1–2, pp. 5–18.

Ventura, A. K., and Birch, L. L. (2008). "Does parenting affect children's eating and weight status?" *International Journal of Behavioral Nutrition and Physical Activity*, Vol. 5, Art. No. 15.

Verstraeten, R., Roberfroid, D., Lachat, C., Leroy, J. L., Holdsworth, M., Maes, L., and Kolsteren P. W. (2012). "Effectiveness of preventive school-based obesity interventions in low- and middle-income countries: A systematic review". *American Journal of Clinical Nutrition*, Vol. 96, Issue 2, pp. 415–438.

Veugelers, P. J., and Fitzgerald, A. L. (2005). "Effectiveness of school programs in preventing childhood obesity: A multi-level comparison". *American Journal of Public Health*, Vol. 95, No. 3, pp. 432–435.

Vlahov, D., Freudenberg, N., Proietti, F., Ompad, D., Quinn, A., Nandi, V., and Galea, S. (2007). "Urban as a determinant of health". *Journal of Urban Health*, Vol. 84, Supp. 1, pp. i16–i26.

Waage, J., Yap, C., Bell, S., Levy, C., Mace, G., Pegram, T., Unterhalter, E., Dasandi, N., Hudson, D., Kock, R., Mayhew, S., Marx, C., and Poole, N. (2015). "Governing the UN Sustainable Development Goals: Interactions, infrastructures, and institutions". *Lancet Global Health*, Vol. 3, Issue 5, pp. e251–e252.

Wake, M. A., and McCallum, Z. (2004). "Secondary prevention of overweight in primary school children: What place for general practice?" *Medical Journal of Australia*, Vol. 181, Issue 2, p. 82–84.

Walker, O., Strong, M., Atchinson, R., Saunders, J., and Abbott, J. (2007). "A qualitative study of primary care clinicians' views of treating childhood obesity". *BMC Family Practice*, Vol. 8, Art. No. 50.

Wang, G., Walker, S. O., Hong, X., Bartell, T. R., and Wang, X. (2013). "Epigenetics and early life origins of chronic noncommunicable diseases". *Journal of Adolescent Health*, Vol. 52, Issue 2, Supp. 2, pp. S14–S21.

Warwick, I., Mooney, A., and Oliver, C. (2009). *National Healthy Schools Programme: Developing the Evidence Base*. London: Thomas Coram Research Unit, Institute of Education, University of London, UK.

Webster, P., and McCarthy, M. (1997). *Healthy Cities Indicators*. World Health Organisation.

Webster, P., and Sanderson, D. (2012). "Healthy cities indicators: A suitable instrument to measure health?" *Journal of Urban Health*, Vol. 90, Supp. 1, pp. S52–S61.

Welch, K. A. (2017). "Alcohol consumption and brain health". *BMJ*, Vol. 357, p. j2645.

Werna, E., and Harpham, T. (1996). "The implementation of the Healthy Cities Project in developing countries: Lessons from Chittagong". *Habitat International*, Vol. 20, Issue 2, pp. 221–228.

Whitelaw, S., Baxendale, A., Bryce, C., MacHardy, L., Young, I., and Witney, E. (2001). "Settings based health promotion: A review". *Health Promotion International*, Vol. 16, Issue 4, pp. 339–353.

WHOQOL Group. (1994) "The development of the World Health Organization Quality of Life Assessment Instrument (the WHOQOL)". In: Orley, J., and Kuyken, W. (Eds.) *Quality of Life Assessment: International Perspectives* (pp. 41–57) New York: Springer-Verlag.

Wilding, H., Gould, R., Taylor, J., Sabouraud, A., Saraux-Salaün, P., Papathanasopoulou, D., de Blasio, A., Nagy, Z., and Simos, J. (2017) "Healthy Cities in Europe: Structured, unique, and thoughtful". In: de Leeuw, E., and Simos, J. (Eds.), *Healthy Cities: The Theory, Policy, and Practice of Value-Based Urban Planning* (pp. 241–292). New York: Springer.

Winslow, C. E. A. (1920). "The untilled fields of public health". *Science*, Vol. 51, Issue 1306, pp. 23–33.

Wong, S. Y. S., Wong, W. C. W., Jaakkimainen, L., Bondy, S., Tsang, K. K., and Lee, A. (2005). "Primary care physicians in Hong Kong and Canada: How did their practices differ during the SARS epidemic?" *Family Practice*, Vol. 22, Issue 4, pp. 361–366.

Wong, M. C. S., Lee, A., Sun, J., Stewart, D., Cheng, F. F. K., Kan, W., and Ho, M. (2009). "A comparative study on resilience level between WHO health promoting schools and other schools among a Chinese population". *Health Promotion International*, Vol. 24, Issue 2, pp. 149–155.

World Bank. (2015). *The DATA Report 2015: Putting the Poorest First* [online]. Available at: www.one.org/international/policy/data-report-2015/.

World Health Organisation (WHO). (1986). *Ottawa Charter for Health Promotion*. Geneva: WHO.

World Health Organisation [WHO]. (1988). *Adelaide Recommendations on Healthy Public Policy*. Geneva: WHO. Available at: www.who.int/healthpromotion/ conferences/previous/adelaide/en/.

World Health Organisation [WHO]. (1991). *Sundsvall Statement on Supportive Environments for Health*. Geneva: WHO. Available at: www.who.int/ healthpromotion/conferences/previous/ sundsvall/en/.

World Health Organisation [WHO]. (1995). *Global Strategies on Occupational Health for All: The Way to Health at Work*. Geneva: World Health Organisation.

World Health Organisation [WHO]. (1996). *Health-promoting Schools Series 5: Regional Guidelines. Development of Health-promoting Schools — A Framework for Action*. Manila: WHO Regional Office for the Western Pacific. Available at: https://apps.who.int/iris/handle/10665/206847.

World Health Organisation [WHO]. (1997a). *The Jakarta Declaration on Leading Health Promotion into the 21st Century*. Geneva: WHO. Available at: www.who.int/ healthpromotion/ conferences/previous/jakarta/declaration/en/.

World Health Organisation [WHO]. (1997b). "Promoting health through schools. Report of a WHO expert committee on comprehensive school health education and promotion". *WHO Technical Report Series*, 47th Report, Report No. 870, pp. 1–93.

World Health Organisation [WHO]. (1997c). *WHO's Global Healthy Work Approach*. Division of Health Promotion, Education & Communication and Office of Occupational Health, Geneva.

World Health Organisation [WHO]. (1997d). *Twenty Steps for Developing a Healthy Cities Project* (3rd edition). Copenhagen: WHO Regional Office for Europe. Available at: https://apps.who. int/iris/handle/10665/107961.

World Health Organisation [WHO]. (1997e). *WHO Healthy Cities Project Phase III: 1998–2002 The Requirements and Designation Process for WHO Project Cities*. Cophengagen: WHO.

World Health Organisation [WHO]. (1998). *City Health Profiles: A Review of Progress*. Copenhagen: WHO Regional Office for Europe.

World Health Organisation [WHO]. (1999). "Programming for adolescent health and development: Report of a WHO/UNFPA/UNICEF Study Group on programming for adolescent health". *WHO Technical Report Series*, Report No. 886. Available at: https://apps. who.int/iris/handle/10665/42149.

World Health Organisation [WHO]. (2000). *Mexico Ministerial Statement for the Promotion of Health: From Ideas to Action*. Geneva: WHO. Available at: www.who. int/healthpromotion/ milestones_ch5_20090916_en.pdf.

World Health Organisation [WHO]. (2002). *What is the Healthy Cities Approach?* Copenhagen:

WHO Regional Office for Europe.

World Health Organisation [WHO]. (2003). *Phase IV (2003–2007) of the WHO Healthy Cities Network in Europe: Goals and Requirements* [online]. Available at: www.euro.who.int/ data/ assets/pdf_file/0004/101110/E81924.pdf.

World Health Organisation [WHO]. (2005). *Bangkok Charter for Health Promotion in Globalised World.* Geneva: WHO. Available at: www.who.int/healthpromotion/ conferences/6gchp/ bangkok_charter/en/.

World Health Organisation [WHO]. (2008). *World Health Statistics 2008.* Geneva: World Health Organisation.

World Health Organisation [WHO]. (2009a). *Nairobi Call To Action For Closing the Implementation Gap in Health Promotion.* Geneva: WHO. Available at: www.javeriana.edu.co/ documents/245769/3050919/Nairobi_Call_for_Action.pdf/ f4cd4466-5d14-4ec1-9344-456670b0dd89.

World Health Organisation [WHO]. (2009b). *Zagreb Declaration for Healthy Cities: Health and Health Equity in All Local Policies* [online]. Available at: www.euro.who. int/ data/assets/pdf_file/0015/101076/E92343.pdf.

World Health Organisation [WHO]. (2009c). *Phase V (2009–2013) of the WHO European Healthy Cities Network: Goals and Requirements.* Copenhagen: WHO Regional Office for Europe.

World Health Organisation [WHO]. (2009d). *City and Public Health Crises: A Report of International Consultation, 29–30 October 2008.* Lyon, France: WHO.

World Health Organisation [WHO]. (2009e). *Health Promoting School: A Framework for Action* [online]. Geneva: WHO.

World Health Organisation [WHO]. (2009f). *Pandemic Influenza Preparedness and Response: A WHO Guidance Document* [online]. Available at: https://apps.who.int/ iris/ handle/10665/44123.

World Health Organisation [WHO]. (2011). *Global Status Report on Non-communicable Disease 2010* [online]. Available at: www.who.int/nmh/publications/ncd_report2010/ en/.

World Health Organisation [WHO]. (2013a). *Healthy Promotion, Healthy Settings.* Geneva: WHO. Available at: www.who.int/healthpromotion/healthy-settings/en/.

World Health Organisation [WHO]. (2013b). *Phase VI (2014–2018) of the WHO European Healthy Cities Network: Goals and Requirements* [online]. Available at: www.euro.who.int/__data/

assets/pdf_file/0017/244403/Phase-VI-20142018-of-the- WHO-European-Healthy-Cities-Network-goals-and-requirements-Eng.pdf.

World Health Organisation [WHO]. (2016). *Shanghai Declaration on Promoting Health in the 2030 Agenda for Sustainable Development. (9th Global Conference on Health Promotion.* Geneva: WHO. Available at: www.who.int/healthpromotion/ conferences/9gchp/shanghai-declaration/en/.

World Health Organisation [WHO]. (2017). "Shanghai consensus on healthy cities 2016". *Health Promotion International*, Vol. 32, Issue 4, pp. 603–605.

World Health Organisation [WHO]. (2018). *Healthier and Happy Cities for All: A Transformative Approach for Safe, Inclusive, sustainable and Resilient Societies.* Copenhagen: Copenhagen Consensus of Mayors, 13 February 2018.

World Health Organisation [WHO]/European Regional Office. (2018). *Belfast Charter for Healthy Cities: Operationalizing the Copenhagen Consensus of Mayors: Healthier and Happier Cities for All.* WHO European Healthy Cities Network International Healthy Cities Conference, Belfast, United Kingdom of Great Britain and Northern Ireland, 1–4 October 2018. Copenhagen: WHO Office for Europe Region. Available at: www.euro.who.int/__data/assets/pdf_file/0008/384614/belfast-charter-healthy- cities.pdf?ua=1.

World Health Organisation [WHO] Framework Convention on Tobacco Control [FCTC]. (2003). *WHO Framework Convention on Tobacco Control.* Geneva: World Health Organisation. Available at: www.who.int/fctc/text_download/en/.

World Health Organisation [WHO]/Western Pacific Region [WPRO]. (2011). *Healthy Urbanisation: Regional Framework for Scaling Up and Expanding Healthy Cities in the Western Pacific: 2011–2015.* Manila: WHO Regional Office for the Western Pacific. Available at: https://apps.who.int/iris/handle/10665/207613.

World Health Organisation [WHO] and UN-Habitat. (2016). *Global Report on Urban Health: Equitable Healthier Cities for Sustainable Development.* Geneva: WHO. Available at: https:// apps.who.int/iris/handle/10665/204715.

Yamaguchi, A. (2014). "Effects of social capital on general health status". *Global Journal of Health Sciences*, Vol. 6, No. 3, pp. 45–54.

Yamin, A. E., and Lander, F. (2015). "Implementing a circle of accountability: A proposed framework for judiciaries and other actors in enforcing health-related rights". *Journal of Human*

Rights, Vol. 14, Issue 3, pp. 312–331.

Yeh, A. G. O. (2011). *High-density Living in Hong Kong.* Cities, Health and Well-being: Hong Kong Urban Age Conference 16–17 November 2011. Organised by London School of Economics and The Alfred Herrhausen Society, in partnership with University of Hong Kong.

Yoo, W. S., Kim, K. Y., and Koh, K. W. (2007). "Introduction of health impact assessment and Healthy Cities as a tool for tackling health inequality". *Journal of Preventive Medicine Public Health*, Vol. 40, Issue 6, pp. 439–446.

Young, I. (2005). "Health promotion in schools: A historical perspective". *Promotion and Education*, Vol. 12, Issue 3–4, pp. 112–117.

Yung, T. K. C., Lee, A., Ho, M. M., Keung, V. M. W., and Lee, J. C. K. (2010). "Maternal influences on fruit and vegetable consumption of school children: Case study in Hong Kong". *Maternal and Child Nutrition,* Vol. 6, Issue 2, pp. 190–198.

致謝

　　首先，我要向尊敬的導師致上最深的謝意，感謝他們在我的生涯中，持續指引和支持我。我的高中老師Harold Naylor SJ神父（1931-2018），不僅教導我學科知識，更提供與人生有關的教誨。Naylor神父與其他耶穌會教士皆熱衷於奉獻，培養了許多年輕人，其中有來自於資源匱乏，甚至一無所有的草根社區。許多學生最終成為各專業領域、公共服務或產業中的佼佼者。我感到十分榮幸能成為其中一位受惠者。Naylor神父是香港長春社的共同創辦人，他在保護環境資源方面的熱忱，啟發我以更廣泛的角度看待健康議題。我也很榮幸可以獲得Anthony Hedley教授（1941-2014）的支持。在1980年代晚期，他將我介紹給香港大學社區醫療部門，並在我於1990年代早期擔任全科執業醫師時提供協助。Hedley教授與其他部門同仁，共同教導我認識公共衛生的準則與概念，並協助我建立公共衛生相關知識的基礎，且在未來的生涯中發揮實際的作用。我在開始全職學術生涯時，是在Shiu-hung Lee教授（1932-2012）的指導下工作。1994年，Lee教授在退休之前是擔任香港衛生署署長，且是香港中文大學的終身教授。他創立了香港第一間公共衛生學校，並指導我在香港推動健康城市與健康促進學校計畫。若是沒有他的持續協助與指導，則健康場所計畫將會一直原地踏步。我在此向三位導師致上最深的謝意，衷心希望他們可以見證本書出版！

　　我同時在此感謝過去和現在所有於香港中文大學健康教育及促進健康中心共事的同仁。他們是我最親愛的戰友，在推廣健康城市計畫的路上展現無盡的支持。如果沒有他們，本書將無法問世。我也非常感激醫療衛生、社會服務、教育與公共服務等領域之專家學者的協助，他們為健康場所計畫注入更多價值。我很高興許多以往的學生成為此類領域中的同仁。感恩其他系列編輯與文章作者的協助，使出版本書的美夢成真。特別鳴謝香港健康促進及教育協會Thomas Bun-leung Lo紀念基金在本書的準備過程中，給予CHEHP莫大的支持。在出版過程中，香港城市大學出版社為我提供專業的編輯相關建議，尤其是 Edmund Chan 先生、Chris Chan 女士與 Abby Leigh Manthey 博士。最後，但是重要性非比尋常的是在香港及世界各地實施健康場所計畫的人。我想要向他們致上最深的敬意。我們在邁向持續發展的路上嘔心瀝血，讓世界成為更宜居的地方。

關於本系列編輯團隊與文章作者

系列總編輯　李大拔（Albert Lee）

李大拔教授是公共健康與基層照護臨床教授，以及香港中文大學（CUHK）健康教育與促進健康中心（CHEHP）的主任和創辦人。他也是香港中文大學伍宜孫書院副通識教育主任暨研究員。他同時擔任下列單位的榮譽／兼職／客座教授：香港大學教育學院、美國印第安納大學應用健康科學系、澳洲格里菲斯大學人口與環境健康中心、英國布萊頓大學健康研究中心，以及馬來西亞理科大學家庭醫學系。李教授是健康城市聯盟（AFHC）的主要創辦人，且是AFHC指導委員會的創始成員（2003-2010及2014-至今），目前擔任香港健康促進及教育協會主席。李教授在健康發展上的貢獻有目共睹，因此獲邀擔任世界衛生組織顧問、英國公共健康學院榮譽院士（為該學院最高榮譽）、美國國家醫學院成員，並名列香港2004年授勳名單，獲得行政長官社區服務獎狀，同時於2014年榮獲AFHC健康城市研究先鋒獎。

系列編輯　張文彪（Robin M. B. Cheung）

張文彪為健康教育及促進健康中心（CHEHP）兼任副教授，並於香港中文大學教育學院擔任教育行政與政策學系名譽專業顧問。他是崇真書院退休校長，該校為健康促進學校，曾經獲頒金獎肯定。張文彪也曾在香港教育大學教育政策與領導學系擔任研究所課程講師。

系列編輯　姜美雲（Vera M. W. Keung）

姜美雲是香港中文大學（CUHK）健康教育及促進健康中心（CHEHP）的健康推廣主任。1999年，姜美雲在香港中文大學取得食品及營養科學學士學位。之後，她進入香港中文大學研究所進修，由李大拔教授指導，於2004年取得哲學碩士學位。在最近20年，姜美雲與CHEHP的專家緊密合作，參與許多健康促進學校專案計畫，以及自2001年起推動香港健康學校獎計畫，並自2005年起舉行健康學校（幼稚園）獎項計畫。姜美雲擔任協調人的角色，在當地學校推廣健康教育與健康促進行動，並為學校教師提供專業支持、訓練、書面指引和教材。她同時加入許多CHEHP主辦的調查與研究，主題大多為兒童與青少年的健康行為，並參與審查健康促進學校。自2019年起，姜美雲負責領導健康生活規劃專案計畫，並與一組中學教師緊密合作，規劃策略與發展優良健康教育計畫，以推廣青少年健康生活型態，並維持健康促進學校模型的正面影響，以確保未來可以進一步應用於整個城市。

系列編輯　鄺智明（Amy C. M. Kwong）

鄺智明是執業物理治療師，自2006年12月至2019年8月在香港中文大學（CUHK）健康教育及促進健康中心（CHEHP）服務。鄺智明加入新成立的葵青區健康中心，擔任康復團隊領導。該中心是第一個由政府資助的地區健康中心，且已列入2017年香港特別行政區行政長官施政報告中的基層醫療保健倡議。她以榮譽人員的身分與CHEHP持續進行合作。鄺智明於2001年獲得香港理工大學的物理治療學士學位，並在2010年取得香港中文大學的運動科學碩士學位。在進入CHEHP之前，她擔任物理治療師，在公共醫院與私人診所服務病患。鄺智明瞭解健康促進對於預防疾病的重要性，而對於健康場所計畫產生興趣，並熱衷於透過計畫落實健康教育與健康促進。鄺智明擁有豐富的學校健康促進相關經驗，尤其是促進身體活動。她與學校合作，組建健康促進服務與訓練供教師與學生領導參與。除學校外，她也會受邀至非政府組織與私人企業演講，受眾各不相同，包含上班族、家長、老人等等。最近，鄺智明參與了一項專案計畫，發展線上健康教育影音網站，為兒童與青少年推廣正面價值與促進健康。

系列編輯　盧兆姿（Amelia S. C. Lo）

盧兆姿是香港中文大學（CUHK）健康教育及促進健康中心（CHEHP）的領導人暨健康推廣主任。她參與健康促進（HPS）學校運動已超過20年，並與CHEHP的專家密切合作，發展HPS績效指標與國際基準化分析系統。她自2009年起，開始負責管理HPS審查。盧兆姿的經驗豐富，經常為學校提供建議，成功打造出健康與安全的學校環境,並舉辦HPS能力培養工作坊供教育者與健康專家參與。近年來,盧兆姿負責領導GoSmart.Net計畫,與計畫團隊共同推出可靠的健康短片與資源,為學生建立正向的價值與健康行為,並加強教師的健康教育能力。她同時領導健康兒童專案計畫,在小學生中促進健康生活型態,加強家長和教師的參與和賦能。盧兆姿的研究領域為HPS、情緒幸福感及兒童與青少年健康。盧兆姿獲得加拿大多倫多大學的人類生物學學士學位,並取得英國伯明罕大學的健康與醫院管理碩士學位。此外,她也擁有香港中文大學流行病學與生物統計學的文憑,以及健康促進與教育專業的文憑近期,她在香港理工大學攻讀健康科學博士學位。盧兆姿自2017年起擔任香港健康促進及教育協會副主席。

本書其他文章的作者

Christine Campbell

　　Christine Campbell博士為英國愛丁堡大學亞瑟研究所的癌症與基層照護出版顧問。她領導許多研究計畫,包含癌症結果中的社會人口與道德不平等、基層照護在掃描檢測與癥狀診斷中的角色、促進早期癌症診斷的政策與倡議、馬拉維共和國的「檢測後治療」子宮頸檢測實施計畫等。Christine同時在愛丁堡大學指導大學與研究所的學生。最近,她的團隊正在進行一項博士計畫,探討中低收入國家的多重疾病問題,並審查資源匱乏之場所中的子宮頸癌檢測方法。2005至2017年,Christine 加入英國基層照護臨床研究團隊,擔任檢測組組長三年。她亦為蘇格蘭癌症預防網絡諮詢小組,以及癌症與基層照護研究國際網絡（Ca-PRI）和國際癌症檢測網絡（ICSN）行政小組的成員。她也是蘇格蘭議會跨黨派癌症小組成員。

陳愷瑩（Ceci H. Y.Chan）

　　陳愷瑩是一位公共健康執業醫師,自2015年開始涉足基層醫療照護部門。她完在成社區健康理學士學位之後,於香港中文大學（CUHK）健康教育及促進健康中心（CHEHP）參與許多以研究為基礎的社區健康教育和促進專案計畫、學校健康促進專案計畫,以及公眾非傳染性疾病預防等。陳愷瑩在大學期間是主修健康系統政策與管理，調查社區倡議計畫參與者的自我效率，最終取得公共健康學士學位。陳愷瑩於2019年加入第一個由政府資助的地區健康中心，以促進公眾學習與應用新的健康追求行為。她的專業橫跨各個基層醫療照護相關學科，主要著重於健康的自我管理以及醫療保健系統的角色與功能。

張嘉文（Calvin K. M. Cheung）

張嘉文是香港中文大學（CUHK）健康教育及促進健康中心（CHEHP）的健康推廣主任與註冊營養師。他取得澳洲的執業營養師資格，並為澳洲營養師協會與香港營養學會的正式會員。近期，張嘉文主導、組織及實行了一項營養成長世代研究，名為「營養成長的影響研究計畫（SING）」。該計畫在調查營養對於童年之早期成長的影響。張嘉文對於促進健康充滿熱忱，經常接受邀請至各個場所舉行營養相關講座與工作坊，包括學校、非政府組織、私人企業與政府部門等，且受眾相當多元，有學生、全職工作者、家長與老人。張嘉文是香港中文大學的校友，在校期間主修食品與營養科學。他同時擁有雪梨大學的營養與食品學碩士學位。他仍在持續進修，近期取得香港大學專業進修學院的實用中醫學（中醫營養學）高等文憑。

周奕希（Yick-hay Chow）

周奕希先生擔任葵青安全社區及健康城市協會主席，同時是北大嶼山醫院治理委員會及市政服務上訴委員會的成員。周奕希先生曾經在區域市政局服務（1989-1999），擔任區域市政局副主席。他也曾經參與葵青區議會（1988-2019），並於2000年至2007年擔任主席，在2016年至2019年擔任副主席。

李浩宜（Queenie H. Y. Li）

李浩宜於2014年至2019年，在香港中文大學（CUHK）健康教育及促進健康中心（CHEHP）擔任研究助理。李浩宜在英國接受中等與高等教育，對營養感到興趣，尤其是嬰兒與兒童營養。她總是熱衷於促進公眾營養。李浩宜喜愛參與中學生營養的相關討論，認為及早進行兒童健康教育是非常重要的事。她也是一項營養成長世代研究：「營養成長的影響研究計畫（SING）」的主要成員。

謝希媽（Hedy H. Y. Tse）

謝希媽於2017年至2020年，在香港中文大學（CUHK）健康教育及促進健康中心（CHEHP）擔任研究助理。謝希媽在2017年取得香港中文大學的學士學位。她致力於透過創意與多媒體改善青少年的健康，近期亦參與GoSmart.Net計畫，發展線上影音平台，向青少年推廣健康。謝希媽也熱心於促進開發中國家的健康，曾在大學期間前往中國大陸與許多醫療照護專家合作，度過大半的大學生涯。她期望可以加強健康促進相關技巧，並付出更多心力，促進不同種族的健康生活。

David Weller

David Weller教授為英國愛丁堡大學亞瑟研究所James Mackenzie全科醫學教授暨計畫的共同主持人（家庭醫學碩士）。他在1982年畢業於阿德萊德大學，並於阿德萊德和諾丁漢研讀博士學位。他結束澳大利亞的學術生涯之後，於2000年移居英國，並在愛丁堡大學任教。David Weller教授在澳洲和英國皆參與癌症研究，並領導進行英國結直腸癌先導計畫評估。他的愛丁堡團隊正在進行一項研究計畫，目的是瞭解基層醫療在癌症控制各方面扮演的角色。David不僅在癌症領域參加許多國家及國際研究和政府委員會，同時是愛丁堡中部地區的全科醫師。

翁家俊（Tony K. C. Yung）

翁家俊博士為香港中文大學（CUHK）賽馬會公共衛生及基層醫療學院的講師，負責公共健康營養領域的教學和研究工作。翁家俊博士獲得同一所學院的博士學位，論文主題為癌症病患的食物迴避行為。翁家俊博士取得雪梨大學的營養與糖尿病碩士學位，且是通過認證的澳洲執業營養師。他也是一位運動營養師和通過認證的營養學家。

索引

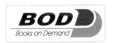

社會科學類　PF0336

香港健康場所計畫：
群體健康的持續發展

作　　者 / 李大拔（Albert Lee）
責任編輯 / 洪聖翔
圖文排版 / 楊家齊
封面設計 / 吳咏潔

出版策劃 / 台灣健康城市聯盟
　　　　　112台北市北投區立農街2段155號
　　　　　電話：+886-2-2826-7922
　　　　　Email: twhealthcity@gmail.com
　　　　/ 秀威資訊科技股份有限公司
　　　　　114台北市內湖區瑞光路76巷65號1樓
　　　　　電話：+886-2-2796-3638　傳真：+886-2-2796-1377
　　　　　http://www.showwe.com.tw
劃撥帳號 / 19563868　戶名：秀威資訊科技股份有限公司
　　　　　讀者服務信箱：service@showwe.com.tw
展售門市 / 國家書店（松江門市）
　　　　　104台北市中山區松江路209號1樓
　　　　　電話：+886-2-2518-0207　傳真：+886-2-2518-0778
網路訂購 / 秀威網路書店：https://store.showwe.tw
　　　　　國家網路書店：https://www.govbooks.com.tw
法律顧問 / 毛國樑　律師

2022年12月　BOD一版
定價：600元
版權所有　翻印必究
本書如有缺頁、破損或裝訂錯誤，請寄回更換

讀者回函卡

國家圖書館出版品預行編目

香港健康場所計畫:群體健康的持續發展 / 李大
拔著. -- 一版. -- 臺北市:秀威資訊科技股份
有限公司, 2022.12
　　面;　　公分. -- (社會科學類 ; PF0336)
BOD版
　　譯自:The healthy settings approach in Hong
Kong : sustainable development for population
health
　　ISBN 978-626-7187-38-8(平裝)

　　1. CST: 公共衛生　2. CST: 衛生政策　3. CST:
香港特別行政區

412.12　　　　　　　　　　　　　111018929